FERNAND BICHEBOIS

DOCTEUR EN MÉDECINE

Interne des Asiles de Maréville.

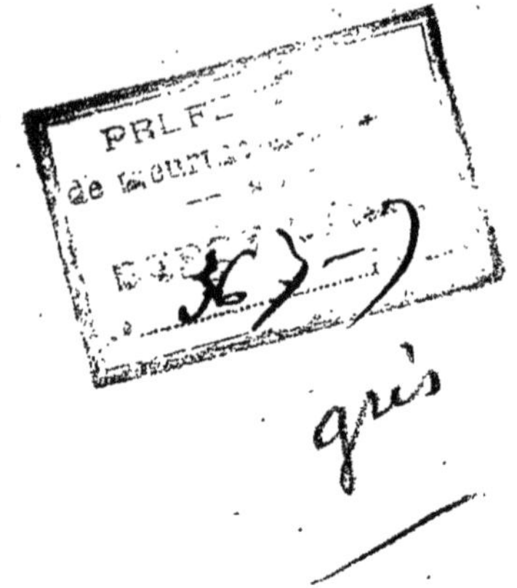

CONTRIBUTION

A L'ÉTUDE

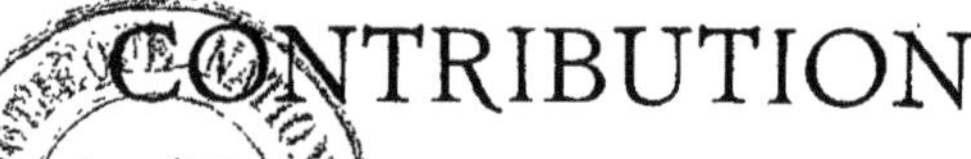

DE L'IDÉE DE GROSSESSE

TROUBLE PSYCHOPATHIQUE

NANCY

IMPRIMERIE LOUIS KREIS

51, Rue Saint-Georges, 51

1903

Fernand BICHEBOIS

DOCTEUR EN MÉDECINE

Interne des Asiles de Maréville.

CONTRIBUTION

A L'ÉTUDE

DE L'IDÉE DE GROSSESSE

TROUBLE PSYCHOPATHIQUE

NANCY

IMPRIMERIE LOUIS KREIS

51, Rue Saint-Georges, 51

—

1903

A MA MÈRE

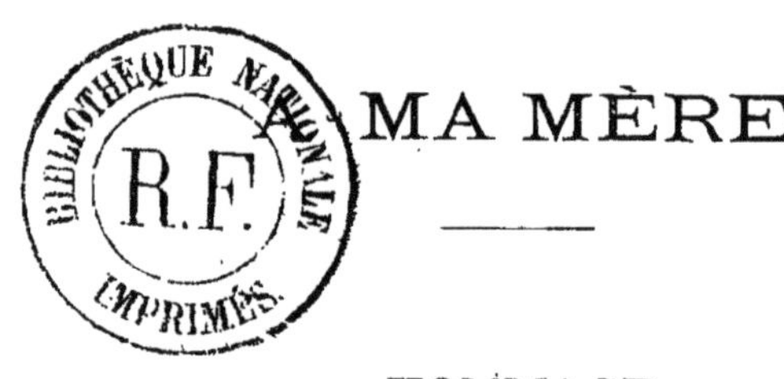

HOMMAGE

DE

RESPECTUEUSE AFFECTION

AVANT-PROPOS

Arrivé au terme d'études médicales qui furent longues et souvent pénibles, en raison des difficultés pécuniaires que nous avons dû vaincre pour nous assurer des moyens d'existence, il nous est un devoir agréable de remercier les Maîtres et les Camarades qui nous ont, à Nancy, prêté aide aux jours de découragement.

Nous conservons un souvenir reconnaissant de l'active et inaltérable bienveillance que nous a montré M. le Professeur Etienne, alors qu'il était notre chef de clinique ; jamais nous n'oublierons les services que nous a rendu avec la plus délicate discrétion M. le Docteur Richon, quand il était interne dans le service de M. le Professeur Spillman, où nous étions nous-même externe.

Plus tard, nous avons trouvé dans l'internat des asiles d'aliénés en même temps qu'une aisance modeste, mais sûre, des Maîtres auxquels nous avons gardé les sentiments les plus

affectueux. A Bourges, M. le Docteur Homery
nous laissa dans son service une grande initiative qui nous permit d'acquérir rapidement les
premières notions de la pathologie mentale ; il
fut pour nous un Directeur plein d'indulgence,
qu'il reçoive aujourd'hui l'assurance de notre
gratitude.

A Maréville, nous avons trouvé dans M. le
Docteur Pâris, médecin-chef de la division des
femmes, et chargé du Cours des maladies mentales à l'Université de Nancy, un Maître près
duquel nous avons appris à mieux connaître, à
mieux aimer aussi les aliénés.

A la clinique de ce Maître, nous avons appris
à examiner la mentalité d'un malade, à discer-
ner au milieu de symptômes multiples les faits
les plus importants, à reconnaître les différents
syndrômes cérébraux. Sa longue expérience des
asiles nous permit de nous guider dans les cas
les plus difficiles et de nous indiquer la méthode
la plus apte à assurer un diagnostic précis, un
pronostic certain.

Ses leçons, son exemple nous ont montré que
le rôle du médecin-aliéniste n'est pas entièrement passif, il ne consiste pas seulement en
l'observation des malades et en la déterminaison
exacte des dangers que leur mise en liberté pour-

raient entraîner ; la thérapeutique mentale peut ne pas être vaine, le traitement moral porte toujours ses fruits quand on suit attentivement l'évolution du malade, prêt à intervenir au moment opportun pour hâter une guérison qui débute ou entraver le passage d'une psychopathie de l'état aigu à la chronicité.

Notre Maître nous a enseigné aussi que l'action de l'aliéniste s'étend au delà des portes de l'asile, que seule la connaissance des causes sociales de la folie peut conduire à la déterminaison des mesures prophylactiques les plus propres à entraver la dégénérescence mentale.

Enfin, M. le Docteur Pâris nous a guidé dans le choix et l'exposé du sujet de notre thèse, ses conseils ne nous ont jamais manqué, aussi c'est avec joie que nous saisissons l'occasion de lui exprimer toute notre affectueuse reconnaissance.

Nous adressons également nos remercîments à M. le Professeur Bernheim, pour l'honneur qu'il nous a fait en acceptant la présidence de notre thèse, à M. le Docteur Vernet, médecin-chef de la division des hommes, qui nous a permis de puiser dans son service plusieurs observations.

Nous avons eu le bonheur de trouver, à l'Internat de Maréville, des Camarades dont l'amitié nous restera précieuse. Le docteur Appuhn fut pour nous un confident toujours indulgent, un conseiller trop peu écouté ; qu'il nous laisse espérer que nous pourrons perpétuer les affectueuses relations qui nous ont unis jusqu'ici.

Pendant notre séjour dans le service de M. le Docteur Pâris, notre Maître avait attiré notre attention sur quelques malades qui présentaient des idées de grossesse. Cette forme délirante peu commune, sans être rare cependant, avait fait l'objet en ces dernières années d'une communication de MM. Toulouse et Marchand à la Société médico-psychologique ; d'autre part, plusieurs observations avaient été publiées par M. Leuridan ; un travail sur la sémiologie de l'idée de grossesse, par M. P. Thomas, avait apporté des notions nouvelles, mais on n'avait pas encore réuni les documents épars dans la littérature médicale, les cas déjà publiés.

Nous nous sommes proposé de faire l'historique de cette question, puis nous avons cherché à rassembler un certain nombre de cas typiques de l'idée de grossesse dans ses divers aspects, dans les différentes psychopathies, afin d'établir, grâce à l'étude de ces faits, quelques considérations sur la sémiologie, l'étiologie et le pronostic du délire de grossesse.

Nous ne nous dissimulons pas qu'il aurait fallu, pour mener à bonne fin ce travail, une compétence et une expérience clinique que nous ne possédons pas, cependant notre effort n'aura pas été vain, si nous avons pu exposer correctement les faits rapportés jusqu'ici par les auteurs et déterminer l'état actuel de nos connaissances.

HISTORIQUE

Le délire de grossesse a été pour la première fois, nettement isolé et défini dans une communication de MM. Toulouse et Marchand, à la Société médico-psychologique (*séance du 25 novembre 1901*). « L'idée délirante de grossesse peut être caractérisée par une conception délirante de grossesse ou d'accouchement. La fausse grossesse n'entre pas dans ce cadre, car elle n'est pas un délire, et repose sur des symptômes qui peuvent en imposer à un médecin. Pour qu'il y ait délire, il est nécessaire que la croyance repose sur des faits manifestement faux, et par des procédés de jugement nettement irrationnels. Ce délire de grossesse peut s'observer chez des hommes, il n'est pas forcément en rapport avec des troubles de la menstruation ni d'autres susceptibles de justifier dans une certaine mesure la conception délirante. Dans presque tous les cas, les malades observés étaient des déments et notamment des déments paralytiques.

On comprend que les paralytiques généraux soient sujets à ce délire spécial, qui se rapproche des délires hypochondriaques et de négation si fréquent chez eux. Comme les délires spéciaux, l'idée déli-

rante de grossesse porte sur la constitution physique du sujet ; mais il est plutôt à tendance expansive. Comme tous les délires, il peut présenter des
idées plus ou moins systématisées, en rapport avec
le fonds intellectuel du malade. Il emprunte une
physionomie spéciale à la fonction puerpérale qui est
importante et définie. A ce titre, il mérite de constituer une variété délirante qui, pas plus que le délire
de négation, n'est une entité morbide, mais est seulement un syndrôme que l'analyse a intérêt à déta-
cher du bloc des délires dans un but d'étude.

Avant eux, de nombreux auteurs avaient déjà rap-
porté des faits de ce genre, mais ils n'avaient accordé
aucun intérêt spécial à l'idée délirante de grossesse
qu'ils considéraient comme une manifestation banale
de l'érotisme.

Esquirol, dans son traité des maladies mentales
(1838), au chapitre de la démonomanie, relate un
cas typique : « Il est beaucoup de lypémaniaques
érotiques qui sont convaincues d'avoir eu des rapports intimes avec des personnes à qui elles ont à
peine adressé la parole, mais dont leur tête s'est
éprise. Mlle de ..., âgée de 31 ans, d'une taille
moyenne, ayant les cheveux et les sourcils noirs,
l'habitude du corps maigre, le tempérament nerveux, le caractère mélancolique, la conduite très
régulière, se rend avec sa mère pour entendre le
cours de botanique d'un professeur célèbre. Après
quelques leçons, Mlle de ... se persuade qu'elle est
enceinte du professeur qui est âgé, à qui elle n'a
jamais parlé ; rien ne peut la dissuader. Elle maigrit

beaucoup, ne mange point, est horriblement contrariée de ne plus retourner entendre celui qui l'a
rendue mère. Les menstrues se suppriment, ce qui
est une nouvelle preuve de grossesse. Les conseils
d'une mère tendre et aimée, les médecins, les médicaments, tout est repoussé avec obstination. Mlle
de ... passe dix-huit mois à faire une layette ; le neu-
vième, le dixième mois s'écoule sans accouchement,
il n'a pas lieu, dit la malade, parce qu'elle n'a pas
les douleurs ou les coliques nécessaires. Elle reste
debout, les pieds nus, afin de provoquer les douleurs ;
elle entend le père de l'enfant qui l'exhorte à la
patience et l'encourage à supporter les douleurs
favorables à l'enfantement ; elle pousse quelquefois
des cris que ne manquent jamais de faire les femmes
qui accouchent.

D'ailleurs Mlle de ... est très raisonnable. « Je sais
bien que j'ai l'air d'une folle, dit-elle quelquefois,
mais il est certain que je suis enceinte. »

Baillarger, dans un travail traitant des relations
étiologiques entre la folie érotique et la menstruation
(*Annales médico-psychologiques*, 1852), cite le cas
suivant :

« Une femme, âgée de 52 ans, qui n'était plus réglée
depuis 10 ans, ayant vu reparaître ses mentrues, fut
prise d'un délire érotique très tranché. Elle se croyait
enceinte et avait entre autres hallucinations, celle de
sentir son enfant remuer. »

En 1865, Griesinger, dans son Traité des maladies
mentales, parle aussi de l'idée de grossesse en étu-
diant les causes physiques de la folie. « Les maladies

locales de l'utérus, des ovaires, du vagin (kystes ovariques, déplacement de l'utérus, catarrhe utérin, érosions de la partie vaginale de cet organe, etc.), n'amènent ordinairement la folie que par suite de l'exagération progressive de l'hystérie à laquelle elles donnent naissance ; cette folie offre souvent, dans son caractère général hystérique ou dans les conceptions qui l'accompagnent (par exemple idées de grossesse), le cachet manifeste de son origine. »

Plus tard, les traités spéciaux, au chapitre des illusions ou des hallucinations génitales, indiquent l'idée de grossesse.

Dagonet (1876) dit : « Les affections de l'utérus ou de ses dépendances peuvent être le point de départ de formes particulières de délire et donner lieu à des illusions de nature érotique. Quelques femmes, sous l'influence des sensations qu'elles éprouvent, s'imaginent être enceintes elles affirment sentir les mouvements de l'enfant. »

Ball, dans ses leçons (1880), écrit : « Plusieurs aliénées se croient en état de grossesse ou sur le point d'accoucher ; on en voit même qui prétendent avoir ressenti les douleurs de l'enfantement. Chose étrange, ce genre d'hallucination n'est pas l'apanage exclusif du sexe féminin ; on rencontre des hommes qui prétendent traverser toutes les phases de la grossesse jusqu'à la parturition inclusivement. »

Max Simon, en 1888, fait, dans le « *Monde des rêves* », une description spéciale des enfantements imaginaires. « Quelques malades éprouvent parfois de telles sensations qu'elles s'imaginent mettre au monde un plus ou moins grand nombre d'enfants. C'est ordinairement la nuit que se produit cette hallucination et l'on voit la pauvre aliénée, le jour venu, chercher ses prétendus nouveau-nés et, ne les trouvant pas, se plaindre amèrement qu'on les a tués, coupés, brûlés, étranglés, noyés. J'ai connu une pauvre malade qui éprouvait si souvent cette fausse sensation qu'elle l'attendait en quelque sorte ; persuadée qu'elle était qu'elle allait mettre au monde une dizaine de minuscules créatures, elle préparait des robes, bonnets, brassières, qui auraient pu servir à habiller des poupées de la grandeur et de la grosseur du doigt. »

Dans une autre publication, les « *Maladies de l'esprit* » (1891), Max Simon indique à nouveau l'idée de grossesse, s'étonne de voir l'étude de ces faits délaissée et cite plusieurs cas qu'il a observés :

« Une hallucination que l'on rencontre parfois chez la femme, mais qu'on trouve aussi chez les hommes, est constituée par des sensations rapportées soit à un état de grossesse, soit à des enfantements imaginaires. Les faits de ce genre, sans être absolument rares, n'ont pas toujours été relevés comme ils méritaient de l'être. C'est pourquoi j'en signalerai au moins quelques-uns.

J'ai eu l'occasion de voir, dans une maison de santé de Lyon, une dame atteinte de délire de persécution qui se crut enceinte pendant plusieurs années. Elle s'imaginait que sa délivrance était retardée par les pratiques et machinations des membres de sa famille qui voulaient s'emparer de son héritage.

Une autre malade que j'ai eu sous les yeux, se demandait de temps à autre, bien qu'elle fut déjà âgée, si elle était enceinte. Elle sentait son enfant remuer dans son sein et convaincue d'une naissance prochaine, elle préparait une layette et elle gardait le lit jusqu'à ce que l'idée délirante et la fausse sensation qui lui donnait naissance eussent complétement disparu. »

En 1901, MM. Toulouse et Marchand donnent une définition précise du délire de grossesse, en font une variété délirante déterminée, indiquent sa fréquence chez les déments et particulièrement les déments paralytiques.

A leur avis, le délire de grossesse n'est pas plus que le délire de négation une entité morbide, mais un syndrôme seulement.

Dans la discussion qui suivit leur communication à la Société médico-psychologique et à laquelle prirent part MM. Magnan, Taguet, Legrain, Christian, Briand, Arnaud et Sérieux, les uns mirent en doute l'importance sémiologique de l'idée délirante étudiée, les autres firent constater qu'on la retrouvait non seulement chez les paralytiques généraux, mais aussi dans les différentes autres formes de l'aliénation mentale. M. Toulouse, après avoir rappelé le pourcentage élevé de l'idée de grossesse dans les observations de paralysie générale et constaté l'existence de ce délire chez d'autres malades, conclut en affirmant l'utilité de l'étude de cette forme délirante qui pourra apporter de nouveaux éléments à la classification diagnostique et pronostique des maladies mentales.

Depuis lors, deux travaux ont été publiés, l'un de M. Thomas, dans l'*Echo médical de Lyon* (mai 1902), l'autre, moins important, de M. le docteur Leuridan, dans la *Revue de Psychiatrie* (mai 1903).

M. Thomas fait un exposé très intéressant de la semiologie générale de l'idée de grossesse, donne une classification des diverses variétés qu'il a observées et relate dix cas inédits. Il s'attache surtout à montrer qu'en dehors du délire de grossesse, tel que l'ont décrit MM. Toulouse et Marchand, il y a d'autres formes, plus intéressantes peut-être, dont il donne des observations. Nous aurons l'occasion de citer souvent cet auteur auquel nous avons fait de nombreux emprunts.

M. Leuridan analyse deux faits personnels étudiés chez les débiles mentaux qui présentent en sus de l'insuffisance mentale congénitale de l'affaiblissement intellectuel acquis.

Définition. Considérations générales sur l'idée de grossesse

L'idée de grossesse se traduit chez les malades qui en sont atteints par la conviction qu'ils sont en état de gestation ou même de parturition. Comme toutes les idées pathologiques que l'on observe dans les affections psychiques, cette idée se manifeste sous différentes formes qui peuvent être rangées en 3 catégories principales :

Idée fixe, idée obsédante, idée délirante. L'idée fixe de grossesse se produit chez des femmes qui, consécutivement à des rapports sexuels, redoutent ou désirent avoir été fécondées ; elle a donc un point de départ fondé ; de plus. elle demande pour se développer l'adjonction d'un état émotif ; désir ou crainte et un terrain psychique spécial : dégénérescence névropathique ou mentale. Chez les histériques, où elle est consciente ou subconsciente, l'idée de grossesse se réalise par auto-suggestion et on constate l'apparition d'un ensemble de symptômes (augmentation du volume du ventre, arrêt des règles, troubles digestifs) qui peut en imposer à un médecin dans un examen superficiel et vient confirmer les convictions de la malade. L'auto-suggestion peut être suffisamment intense pour que la femme pousse l'erreur jusqu'à ses dernières limites en se croyant prise des douleurs de l'enfantement. C'est là le mécanisme qui, habituellement, donne naissance aux fausses grossesses. (P. Janet).

Dans la plupart des cas, tout l'appareil symptômatique de la grossesse nerveuse disparaît dès qu'un médecin vient affirmer à la malade qu'elle n'est pas enceinte.

OBSERVATION I (résumé).

(MARANDON DE MONTYEL. *Revue de l'hypnotisme*, avril 1897.)

Mme Eugénie X..., 36 ans, hérédité névropathique dans la famille de la mère, une tante maternelle est à moitié folle, très excentrique et à manies fort bizarres.

Mme Eugénie X... a présenté des accidents nerveux dans la

sphère génito-urinaire ; depuis la puberté, elle ne peut uriner que dans la solitude et à l'insu de tous. Elle n'éprouve de désirs sexuels que dans les lieux où il lui est impossible de les satisfaire, au théâtre, au restaurant, dans son salon s'il y a du monde ; dès qu'elle est en tête à tête avec son mari, elle redevient subitement froide. Après 13 ans de mariage, son mari est atteint de paralysie générale et interné.

Restée seule, Mme X... a à lutter contre les poursuites d'un séducteur riche et libre qui lui promit de l'épouser dès qu'elle sera devenue libre de son côté.

Dès cette époque, elle est dominée par l'idée fixe que, n'ayant jamais eu d'enfant, elle sera immédiatement engrossée si elle a le malheur de tromper son mari.

Un an plus tard, elle cède aux instances de son adorateur, elle n'était pas sortie des bras de celui à qui elle venait de se livrer, que l'idée fixe l'obsédait. C'est dans une anxiété des plus vives qu'elle attendait l'époque de la menstruation, attente longue, car elle cessait d'être précisément réglée quand elle fauta. Les règles ne vinrent pas ; sinapismes, bains chauds, injections chaudes et autres moyens conseillés dans ce cas par les bonnes femmes pour sortir d'embarras restèrent inefficaces. Ses craintes et sa certitude s'accrurent et elle n'eût plus aucun doute quand, le mois d'après, l'aménorrhée persista, d'autant plus qu'elle commença à avoir les divers symptômes qu'elle avait maintes et maintes fois constatés chez ses amies au début de leur grossesse : gonflement des seins avec picotement, anorexie, nausées et vomissements le matin, salivation abondante, baillements répétés, faiblesse générale avec menace de syncope, vertiges. Le troisième mois l'affola : non seulement la menstruation ne parût pas davantage, bien que l'époque fut écoulée depuis quatre jours déjà, non seulement tous les symptômes précédents s'accrurent, mais le ventre grossit; Mme Eugénie X... se vit contrainte d'élargir ses vêtements.

Un examen médical, dont le résultat négatif fut expliqué à

Mme X..., suffit pour la guérir ; une heure après la menstruation reparaissait.

Dans certains cas, où la maternité est ardemment désirée, la fausse grossesse ne se termine pas si heureusement et la malade malgré et contre tous, médecins et accoucheurs, reste persuadée qu'elle est enceinte. Elle attend impatiemment le terme, puis quand il est dépassé et que son erreur n'est plus douteuse, elle éprouve une profonde déception qui peut s'accompagner de dépression mélancolique et d'idées de suicide.

OBSERVATION II

(BOURNEVILLE, *Archives de Neurologie,* Juin 1901)

Mme X..., 45 ans, très nerveuse, a eu une fille et fait plusieurs fausses couches. Dernières règles le 2 février 1897. A partir de là, elle a eu des dégoûts, des envies de vomir : « Moi, dit-elle, qui prenais une absinthe de temps en temps, j'étais écœurée quand je passais devant des gens qui en prenaient ». Son ventre gonflait. Elle sentait comme des mouvements « mais pas fort ». Un chirurgien, un gynécologiste, un accoucheur des hôpitaux l'ont examinée et lui ont déclaré qu'elle n'était pas enceinte et n'avait pas de fibrome, qu'elle devenait simplement obèse. Persuadée, malgré cette affirmation, qu'elle était enceinte, elle a régularisé sa situation et a épousé son amant. Elle a préparé le berceau et la layette. A huit mois elle a eu des « douleurs dans les reins et quelque chose qui poussait ». Depuis le 2 février, néanmoins, tous les mois, elle aurait eu ses règles, mais passagères et peu abondantes. Depuis qu'elle a constaté son erreur, elle a eu des idées de suicide.

Tandis que chez les hystériques l'idée fixe est souvent subconsciente et apporte surtout des modifications dans l'organisme physique, dans les autres cas elle est consciente et a une influence particulière sur l'état mental. Son action débilitante détermine de la dépression, parfois même de la confusion, toujours elle s'accompagne de mélancolie avec idées de suicide.

Ces troubles mentaux peuvent persister après la disparition de l'idée de grossesse et aggraver ainsi le pronostic.

OBSERVATION III

(Thomas)

Mme veuve Ch..., couturière, âgée de 35 ans, a une hérédité chargée. Sa grand'mère paternelle est morte d'hémorragie cérébrale ; son père est mort à 68 ans d'affection indéterminée, il n'était pas alcoolique ; sa mère est âgée de 58 ans. L'un et l'autre ont été internés à l'Antiquaille, au dire des gens du pays. Un oncle maternel est mort aliéné à l'âge de 24 ans, après 4 mois de délire.

Rien à signaler dans son enfance ni dans sa puberté. Elle a très probablement eu la syphilis. Elle ne parle d'aucun symptôme de cette maladie, mais elle a eu une fausse couche six mois après son mariage, puis un second avortement, enfin un enfant à terme qui est mort, à un an, de convulsions ; son mari est mort à Bron de paralysie générale.

La malade a toujours joui d'une bonne santé ; son caractère était réservé avec une légère tendance à la tristesse.

Le 14 juillet 1901, la malade a des rapports sexuels avec un jeune homme. Depuis, elle se croit enceinte, envisage avec effroi sa situation ; la naissance d'un enfant ! c'est le déshonneur et la misère pour sa mère et pour elle.

Sa mère a remarqué que c'est à cette époque que sa fille est devenue si triste : elle ne travaillait plus que rarement, reste assise la tête dans ses mains, absorbée dans une méditation douloureuse. Ces idées l'obsèdent jour et nuit. L'appétit s'en va et les nuits se passent bientôt sans repos. Surviennent deux symptômes qui ne font qu'augmenter l'angoisse de la malade : l'arrêt des règles et les douleurs abdominales. Elle tombe dans la mélancolie et, à son entrée à l'asile, elle déclare que depuis son crime, elle est la plus malheureuse créature de l'univers, elle voudrait mourir (*mais elle n'a fait aucune tentative de suicide*).

Elle parle sur un ton dolent, son attitude exprime la honte et le repentir. Parfois, ses yeux se remplissent de larmes. Du reste, voici une lettre où elle dépeint exactement son état mental :

« Monsieur le Docteur,

« Je n'ai pas osé hier, vous dire de vive voix la triste situation où je me trouve ; je me permets de vous l'écrire.

« Voici quatre mois que je n'ai plus mes époques. Je vois avec horreur que je suis enceinte. Je n'ai personne pour me venir en aide ; c'est pour cela que je me suis permis de vous dévoiler ma position telle qu'elle est, pensant que, lors même que je ne le mérite pas, vous pourriez m'aider à sortir de cette épouvantable situation.

« Je suis dans un anéantissement complet, il n'est dû qu'à la grande douleur d'avoir commis une si grande faute.

« Je vous en prie, Monsieur le Docteur, prenez ma demande en considération.

« Je suis désespérée. — Il n'y a que vous qui pouvez disposer de tout cela. J'espère que vous ne m'abandonnerez pas, que vous me répondrez le plus tôt possible.

« Ayez pitié d'une pauvre malheureuse qui paye bien chér un moment d'égarement.

Veuve Ch..... »

Elle présente une asymétrie faciale assez accusée. L'examen somatique ne révèle aucun trouble nerveux moteur, sensitif ou reflexe.

A diverses reprises, nous avons cherché les stigmates de l'hystérie, nous n'avons trouvé ni anesthésie des muqueuses et des téguments, ni aucun signe oculaire.

Au point de vue viscéral, la malade se plaint de ces trois symptômes : douleurs dans le ventre, constipation opiniâtre, arrêt des règles.

Cependant l'état général semble excellent ; la langue est normale, le ventre est souple, indolore en tous les points. Légère dilatation d'estomac qui doit être, avec la constipation, la cause des douleurs abdominales. Le cœur et les poumons sont normaux. Rien à signaler dans les urines.

Le col et le corps utérin sont normaux. On aura beau le répéter à la malade, lui montrer que son ventre n'a pas grossi, que ses reins n'ont subi aucun changement, elle refuse de l'admettre en affirmant qu'elle est enceinte.

En somme, cette héréditaire présente le tableau de la mélancolie avec conscience ; elle n'a jamais eu d'hallucinations. Ces divers symptômes, malgré les médications internes et externes, ont persisté jusqu'au mois de mars.

La suggestion à l'état de veille, ni les examens réitérés et négatifs ne parvenaient pas à la convaincre de la fausseté de son idée.

Nous eûmes alors recours à l'hypnotisation, la malade intelligente s'y prêta très volontiers, à différentes reprises, devant des témoins.

Comme toujours, nous eûmes soin, pour bien nous assurer si elle était en état d'hypnose complète, de vérifier si la catalepsie et l'anesthésie conjontivale et cutanée existaient.

Sur un ton très impératif, nous lui ordonnâmes de ne plus penser à cette histoire de grossesse, de ne plus en parler. Elle n'en parla plus, même à l'infirmière qui possédait sa confiance.

Nous pensions que l'idée une fois déracinée, la mélancolie disparaîtrait, il n'en fut rien.

Malgré nos efforts, le fonds mental n'eut qu'une légère amélioration. Même après la nuit fatidique du 13 au 14 avril, terme de la prétendue grossesse. qui s'est passée sans rien de remarquable, l'état de tristesse persiste, bien que la raison de cet état ait été annihilée par l'hypnotisation tout d'abord, par les événements ensuite.

OBSERVATION IV

(due à l'obligeance de M. le docteur Paris)

Ch. Eugénie, femme T., âgée de 41 ans, entre dans le service au commencement de mars 1895. Elle a perdu sa mère 3 mois auparavant, est très déprimée depuis 2 mois environ et manifeste fréquemment des tendances au suicide.

Le chagrin causé par la perte de sa mère, des tracas consécutifs à des affaires de famille seraient les seules causes occasionnelles de l'état mélancolique dans lequel nous la voyons à l'arrivée à Maréville. *(Mélancolie simple avec idées bien accusées de suicide et un peu de confusion mentale.)*

Mais nous ne tardons pas à apprendre que la menstruation est irrégulière depuis quelques mois, que les règles n'ont pas coulé depuis plus de 2 mois et que c'est pour la malade, mère d'une fille âgée de 18 ans, un grand sujet de préoccupations. Âgée elle-même de 41 ans seulement, elle ne se juge pas encore arrivée à la ménopause et se croit enceinte, ce qui la désole. Nous l'examinons attentivement, nous ne relevons pas le moindre signe de grossesse, nous lui affirmons qu'elle n'est pas enceinte, mais sans ébranler sa conviction qui contribue à entretenir ses tendances au suicide.

Constamment préoccupée, sans sommeil naturel, elle cherche souvent à se donner la mort, fait maintes tentatives de suicide dans le service, n'accepte que difficilement une alimentation suffisante ; la confusion mentale, légère lors de l'admission dans le service, va s'accentuant sous l'influence de l'anxiété continue, de la fatigue cérébrale qui résulte de préoccupations ennuyantes, ce dont elle a conscience ; elle se sent, nous dit-elle à chaque instant, incapable d'associer deux idées et, enceinte ou non, se voit menacée d'être toujours à charge à sa famille, aussi de toute façon, ajoute-t-elle, serait-il préférable de mourir.

Huit mois, dix mois même se passent sans retour de la menstruation, sans modification de son état physique, sans apparition du moindre signe manifeste de grossesse, elle n'est pas encore convaincue qu'elle n'est pas enceinte et montre toujours la même anxiété.

Ce n'est que plus de dix mois après la disparition des règles que son idée de grossesse commence à s'ébranler et encore se demande-t-elle de temps en temps si elle n'offrirait pas un cas particulier de grossesse.

Son anxiété n'est pas moindre cependant et les tendances au suicide persistent parce qu'elle a conscience de sa confusion mentale, de son impossibilité de se livrer à un travail un peu suivi, qu'elle se voit à charge à sa famille ; elle souffre, du reste, éprouvant assez fréquemment des douleurs névralgiques, accusant une sensation de bouillonnement presque continuel dans la tête, croyant constamment voir de l'eau autour d'elle et se sentant ainsi surtout poussé au suicide par submersion.

Cet état persiste depuis plusieurs années *(sans retour de menstrues)*.

OBSERVATION V
(personnelle)

Mlle A., 32 ans, repasseuse, placée à Maréville en juillet 1901. Elle est transférée d'une maison de santé où elle a été internée pendant deux mois. Elle y présentait de l'excitation maniaque d'origine alcoolique avec idées de persécution. Très violente, elle brisait et détruisait tout ce qu'elle pouvait atteindre ; elle avait, avec le seul secours d'un dentier, troué le mur d'une cellule dans laquelle on l'avait isolé. Ces troubles bruyants avaient été plusieurs fois interrompus par des périodes de calme relatif pendant lesquelles la malade travaillait avec ardeur.

C'est une fille de grande taille, de constitution robuste. Le facies est masculin, les traits durs, soulignés de rides nombreuses. Crâne asymétrique, voute palatine ogivale.

Les renseignements recueillis n'indiquent aucun antécédent héréditaire. A... a toujours été réglée irrégulièrement, menstruée tous les quatre ou cinq mois seulement. Crises hytériques depuis l'âge de 13 ans. Actuellement diminution de la sensibilité aux membres inférieurs. Tremblement très marqué des mains, sensation de froid aux jambes avec crampes.

Rêves d'alcoolique : « Je ne rêve que de chats et de mon métier, dit-elle, toutes les nuits ces chats me poursuivent, grimpent sur mon corps, me serrent la gorge ».

Excitation maniaque très vive, tenue débraillée, s'assied à terre, parle et rit sans motif, crache ; monologues continuels à haute voix.

Interrogée, elle laisse facilement fixer son attention et répond convenablement, puis abandonnée à elle-même elle reprend ses divagations. Ne présente pas d'idées délirantes systématisées, son bavardage est formé de racontars diffus, sur un fond d'idées de persécution. Elle se dit entourée d'ivrognes, d'ennemis et interprète dans le sens de son délire ce qu'elle voit ou entend.

Juillet. — Cette excitation persiste pendant une quinzaine de jours. La malade alitée, se découvre continuellement, chante, crie, apostrophe ses voisins, rit sans motif, devient parfois violente.

Puis l'agitation diminue et la malade demande à travailler. Elle reste cependant turbulente et très irritable.

Août. — L'amélioration s'accentue, on peut envoyer la

malade à l'atelier de repassage, mais elle y reste à peine quelques jours. L'excitation maniaque reparaît avec irritabilité extrême, cris, chants, tenue désordonnée, incohérence des propos et des actes.

Septembre. — De nouveau, une certaine rémission se produit, la malade se rend un peu compte de sa situation, mais présente encore de fréquents moments d'excitation cérébrale, se traduisant surtout par de la loquacité.

1er octobre. — A... se maintient calme, docile, laborieuse, mais elle ne se rend pas bien compte de sa situation, ne se rappelle pas les premières phases de sa maladie, a peu d'initiative.

15 octobre. — L'amélioration ne fait plus de progrès, la malade s'occupe régulièrement, mais elle est encore sous l'influence d'interprétations fausses, elle n'a pas une conscience parfaite de son état, et n'a toujours gardé aucun souvenir des premières phases de sa maladie. La menstruation ne s'est pas rétablie depuis le début des troubles mentaux.

18 octobre. — A... devient inquiète, l'insomnie reparaît, elle ne travaille plus régulièrement, écrit son testament, veut mourir. Interrogée sur les causes de son désespoir, elle avoue. qu'elle croit être enceinte, qu'elle ne sait pas ce qu'elle a fait pendant les premières périodes de sa maladie, qu'on a dû la violer ou abuser de son inconscience ; elle est déshonorée, sa famille elle-même aura à supporter les tristes conséquences de son infortune, la mort seule peut la délivrer de cette intolérable situation.

On essaie vainement de lui faire comprendre que la menstruation disparaît souvent au début des maladies mentales, que, d'autre part, elle ne présente aucun signe extérieur de grossesse, rien ne peut la convaincre ; elle se palpe le ventre, le trouve augmenté de volume, puis se répand en lamentations sur le triste sort qui lui est réservé, sur les inévitables suites de sa honteuse grossesse.

20 octobre. — Elle réclame un examen des organes génitaux qui est pratiqué dans le but de la rassurer.

Il révèle, en effet, qu'il n'y a (au toucher et à la palpation), aucun signe qui puisse faire songer à la possibilité d'une grossesse.

Malgré tout, A... reste inquiète ; ni les arguments, ni l'examen négatif, n'ont pu ébranler sa conviction.

Elle sort quelques jours plus tard, sur la demande d'un parent, à qui on expose la situation exacte de la malade, ses craintes, ses idées de suicide consécutives, et la nécessité d'une surveillance continue, jusqu'à la disparition complète de l'idée de grossesse.

Nous avons appris plus tard, que les idées de suicide avaient persisté et que Mlle A... avait dû être internée de nouveau.

Dans ces trois observations, l'idée fixe de grossesse a des caractères communs ; chez les trois malades elle s'accompagne d'un état émotif pénible : la crainte de la maternité ; de plus, elle est, chez toutes, entretenue par l'aménorrhée. Dans le premier cas, cette aménorrhée était due à l'action d'arrêt de l'idée fixe ; dans le second, elle marquait le début de la ménopause et dans le troisième, elle continuait la suspension de la menstruation constituée au cours d'un accès maniaque.

Dans les trois cas, également, l'idée était consciente et considérée par les malades comme justifiée ; elle avait d'ailleurs un point de départ réel ou du moins possible, les deux premières femmes avaient eu des rapports sexuels, quant à la troisième, on pouvait admettre, avec elle, que des relations intimes avaient eu lieu dans les derniers temps qui avaient précédé son internement.

L'idée fixe s'est implantée dans l'Observation III, chez une héréditaire prédisposée, dans l'Observation IV, chez une femme dont les antécédents héréditaires nous sont inconnus, mais qui se trouvait avoir, de par sa ménopause, une mentalité *minoris resistentiae*, dans l'Observation V, chez une névropathe alcoolique au cours de la convalescence qui terminait des accidents mentaux d'assez longue durée.

D'apparence logique au début, l'idée fixe n'a pas tardé à perdre à ce caractère quand, avec le temps, les signes de grossesse ne se sont pas développés ; malgré tout, elle a persisté, puis s'est affaiblie peu à peu. Durant son existence, elle a, par suite des préoccupations d'ordre pénible qu'elle faisait naître, créé et entretenu un état d'anxiété avec idées de suicide qui a lui-même entraîné de la dépression et de la confusion mentale.

Enfin, chez les trois malades, cet état mélancolique a persisté alors même que l'idée fixe n'était plus manifeste.

L'idée de grossesse peut prendre la forme d'une obsession (Thomas) paroxystique qui revêt tous les caractères assignés aux idées obsédantes : elle est involontaire, automatique, irrésistible, étrangère au cours normal des idées, parfois même en contradiction avec lui ; enfin elle est consciente, c'est-à-dire que la malade s'y soumet tout en la jugeant déraisonnable,

OBSERVATION VI

(Thomas)

Mme veuve Fay..., âgée de 55 ans. en est à son troisième séjour dans un asile.

La grand'mère était aliénée, sa mère est morte à 60 ans, de cachexie cancéreuse ; son père, mort âgé, était asthmatique. Avait eu une sœur et deux frères, sa sœur est morte d'un cancer de l'utérus, un frère a eu plusieurs accès de lypémanie.

Jusqu'à la ménopause, elle n'a pas eu de maladie grave. Son caractère était porté à l'inquiétude, à la piété. Ces tendances se sont exagérées, et l'albuminerie s'est montrée à l'époque de la ménopause (à 45 ans). Elle eut l'année suivante, son premier accès d'anxiété pour lequel elle a été soignée dans une maison de santé.

Pour son deuxième accès, la malade resta à l'asile du 30 septembre 1900 au 5 janvier 1901. Elle y revint le 1er avril 1902, en proie à une anxiété si prononcée, que tout interrogatoire était impossible. Elle ne cessait de pousser des gémissements et de sangloter, tout son corps était agité par un tremblement intense.

L'anxiété alla en s'atténuant les jours suivants, aux sanglots succédèrent les plaintes : « Je suis perdue ! je suis damnée ! je suis enceinte du diable ! — Depuis quand ? — Depuis le 25 février. Que d'ennuis ! Que de dépenses j'occasionne à mes pauvres enfants, il voudrait bien mieux que je meure, on ne me guérira jamais ! »

Quand on lui demande des explications au sujet de ses rapports avec le diable, elle ne veut pas répondre et se met à gémir.

Elle n'a jamais vu ni senti le diable *(elle n'a jamais eu du reste d'hallucinations)*, elle n'est plus réglée depuis dix ans, mais elle est convaincue quand même d'être enceinte. Elle ne discute pas, ne raisonne pas, elle émet sa plainte en pleurant.

Albumine en légère quantité dans l'urine. Bruit de galop au cœur, rien aux autres viscères. Le seul trouble nerveux qu'elle présente consiste en un tremblement qui tout d'abord était permanent et généralisé.

Le 12 avril, il ne siège qu'aux membres supérieurs et à la tête. Il est à rythme lent, à oscillations d'assez grande amplitude. Il a de grandes variations dans son intensité, considérable quand la malade est dans des moments d'anxiété ou quand on l'interroge, il n'est pas accentué quand la malade est relativement tranquille. Elle dit que ce tremblement est survenu lors de son premier accès d'anxiété, qu'il disparaît lorsqu'elle va bien et reparaît quand elle redevient triste.

Elle pleure en pensant à la honte, aux dépenses qu'elle cause à ses enfants par son idée ridicule.

Elle déclare que ces accès d'anxiété sont amenés par l'idée de grossesse diabolique. « Cette idée me tourmentait de plus en plus depuis une douzaine de jours, jusqu'à ce qu'à la fin j'en ai perdu la raison. Dans mes deux autres crises qui ont été moins fortes, j'avais les mêmes idées. » — 15 avril : « Je ne peux m'empêcher d'y penser, je sais bien que ça ne peut pas être, mais je suis forcée d'y penser. Constamment, cette idée me harcèle, me tourmente. Ce qui me rend triste, ce qui me fait pleurer, ce n'est pas d'être enceinte, c'est impossible, mais l'ennui d'être poursuivie par cette idée absurde que je ne peux chasser ».

Détail qui a son importance : grâce au régime lacté exclusif, l'albumine avait disparu.

22 Avril. — La malade va mieux. Elle ne veut pas retourner chez elle « parce qu'une fois chez moi, sûrement mes idées me reprendront, et pourtant je ne peux pas rester ici à la charge de mes enfants... ».

Nous voyons dans cette observation une veuve âgée qui subit pour la troisième fois l'idée obsédante de grossesse diabolique; cette idée absurde et isolée, consciente d'abord, apparaît dans le champ de la conscience, l'envahit progressivement et complètement, puis disparaît peu à peu.

Cette obsession crée, dans une première phase, un état d'anxiété pendant lequel elle s'impose à l'esprit au point qu'il ne peut la raisonner; puis dans une seconde phase, un état de dépression pendant lequel la malade se rend compte du ridicule de sa conception, se reproche d'être pour une telle idée à la charge de ses enfants et appréhende que cette idée ne revienne l'assaillir.

L'idée délirante de grossesse est une croyance qui repose sur des faits manifestement faux et par des procédés de jugement nettement irrationnels. On ne trouve chez les malades aucun symptôme sérieux qui ait pu amener leur conviction, et au point de vue physique rien ne peut justifier leurs affirmations. S'ils présentent de l'arrêt de la menstruation ou d'autres signes qui permettent de songer à l'existence d'une grossesse, ils n'établissent aucune relation logique entre ces faits et leurs idées délirantes.

D'ailleurs, ce délire se rencontre non seulement chez la femme adulte, mais chez la sénile et chez l'homme même.

Ce délire se présente chez divers malades sous des aspects variés. Les différences se constituent au sujet des facteurs du contenu de l'idée : procréateurs, acte fécondant, fruit de la conception, évolution de la grossesse, personnalité de la pseudo-mère.

Le procréateur est fréquemment un ennemi, plus

rarement une personne aimée, souvent c'est un personnage important, parfois même Dieu ou le diable. La fécondation est opérée par des relations sexuelles normales ou par dès manœuvres spéciales; une malade se dit enceinte par suite de « physique dans le ventre »; chez une autre on a usé de narcotiques, et pendant le sommeil artificiel « on lui a injecté dans la matrice du sperme chaud ». Le produit de la conception peut appartenir aux diverses espèces de la série animale, c'est un « petit cochon qui ronge le ventre », ce sont de « petits merlans ».

La grossesse peut être multiple (113 enfants), ou bien l'enfant est unique; tantôt joli et bien fait, il est chez d'autres mères « putréfié et pourri », humble quelquefois, il est maintes fois destiné à une glorieuse existence, c'est alors un enfant d'essence divine « le petit Jésus », il est appelé aux plus hautes destinées. Il peut manifester sa présence à la façon d'un fœtus par des mouvements, « des coups de pieds », mais parfois, comme il a déjà dents et ongles, que sa langue est agile, il pince, griffe, mord sa mère, l'interpelle, lui adresse des questions, fait des réponses, tient conversation.

La localisation du produit de la conception peut se faire non seulement dans la matrice, le ventre, mais aussi, quand les enfants sont trop nombreux, dans les flancs, les cuisses; il peut même quitter l'abdomen pour s'élever dans la poitrine et monter jusqu'au cou.

Quant à l'évolution de la grossesse, elle peut être ou très rapide ou très lente. Chez l'une de nos malades, il suffit d'une semaine pour atteindre le terme, chez une autre, à cinq jours l'enfant est complètement formé et bien constitué. Mais le fœtus peut aussi prolonger son séjour dans la cavité abdominale, il y grandit, se développe « fait son éducation ». La mère explique ce retard de l'accouchement de différentes manières : « Dieu ne veut pas que l'enfant sorte, il ne permettra pas que mon fils naisse dans un milieu semblable. Je serai délivrée quand je pourrai me confier aux mains de religieuses accoucheuses ».

Enfin, la personnalité de la malade imprime au délire un cachet particulier ; tantôt c'est une pauvre femme, apte encore à la maternité, tantôt une mère de famille atteinte déjà par la ménopause, tantôt un homme qui se croit transformé en femme enceinte, ou qui persiste dans la croyance à son sexe et à sa grossesse.

Les idées de grossesse peuvent être divisées en deux variétés principales, si on considère non plus seulement leur contenu, mais aussi leur évolution et leurs rapports.

Dans une première variété, elles se trouvent mêlées à d'autres idées délirantes qui n'ont avec elles que des relations de voisinage, ou font partie d'un groupe de conceptions sur lesquelles elles n'ont aucune prépondérance. Vagues et mobiles, ou bien inconstantes et variables, elles n'ont aucune cohérence, ne s'unissent pas entre elles ni avec les autres idées délirantes.

Dans la seconde variété, les idées de grossesse

sont plus précises, plus constantes, plus uniformes ; elles tendent à se grouper entre elles, à se systématiser avec les autres idées pathologiques du sujet pour former une association de conceptions de même tonalité, de même genre, un *syndrôme*.

Nous appliquerons plus spécialement le terme de *délire de grossesse* aux cas où il y a une certaine systématisation, dans ceux où la systématisation manque on aurait affaire à de *simples idées de grossesse*.

Délire de grossesse

Il nous a semblé que, pour faire une description exacte du délire de grossesse, le meilleur moyen était d'étudier chacune des observations que nous avons recueillies pour déterminer, en nous basant sur les résultats de cette analyse, les symptômes caractéristiques, l'évolution et la pathogénie de ce délire.

OBSERVATION VII

(Due à l'obligeance de M. le docteur Páris)

L. Sophie, femme Ch., âgée de 40 ans, mère de deux enfants, entre dans le service (Châlons-sur-Marne), en avril 1876, atteinte d'après le médecin de l'hôpital de X. où elle a été placée en observation avant l'envoi dans un asile d'aliénés : « d'une aliénation mentale qui date de plusieurs années ; son affection, sous l'influence d'une grossesse et de l'état puerpéral consécutif, a subi depuis un mois une aggravation notable qui fait de jour en jour de rapides progrès ».

L'association de troubles maniaques et lypémaniaques si-
gnalée par plusieurs médecins permet de penser qu'il s'agissait
d'une aliénation mentale apparue à l'occasion de la première
grossesse ou du premier accouchement.

A l'arrivée à l'asile de Châlons, elle présente de l'excitation
maniaque avec hallucinations de la vue et de l'ouïe, idées de
persécutions.

L'agitation persiste, presque continue et toujours très vive,
avec hallucinations multiples pendant plusieurs années, ainsi
que l'attestent ces quelques notes du Dr Bigot :

« 1877. — Agitation constante. Hallucinations des cinq
sens. »

« 5 Avril 1878. — Toujours agitée. — Hallucinations de
tous les sens ; jette parfois des cris comme si on la persécutait.
Les bains tièdes la maintiennent à peine dans une excitation
quelque peu modérée. Etat physique excellent. »

« 1879. — Toujours agitée, grossière. — Instincts érotiques
très développés, même avec ses jeunes compagnes. »

Puis l'excitation devient remittente, mais la malade reste
habituellement incohérente lorsque son attention n'est pas
soutenue par un interrogatoire pressant ; l'affaiblissement des
facultés intellectuelles est bien manifeste, se traduisant tout
d'abord par des monologues enfantins et incohérents, des rires
automatiques, c'est alors seulement qu'apparaissent les idées
de grossesse.

Lorsque M. le docteur Pâris observa la malade en 1883, elle
semblait parfois s'entretenir, en un langage puéril, avec un être
imaginaire ; interrogée à ce sujet, elle répondait encore assez
facilement lorsque les questions étaient impératives. Elle se
disait enceinte depuis 3 ou 4 ans, mais elle ne devait pas encore
accoucher, son enfant grandissait en elle, il faisait son éducation avant de naître, elle le sentait jouer, elle l'entendait rire,
il lui parlait déjà, il savait se faire comprendre, « il me mord,

ajoutait-elle, lorsqu'il veut attirer mon attention et me parler, car il a déjà presque toutes ses dents. »

Cette femme ne présentait aucun signe de fausse grossesse, aucune tumeur abdominale et jouissait habituellement d'une bonne santé physique, mais elle était arrivée à la ménopause depuis 1882. Elle n'avait absolument que ce délire très restreint qui persista ainsi jusqu'en 1889 au moins, époque à laquelle M. le docteur Pâris quitta le service ; ce délire accompagnait, nous dit-il, un affaiblissement intellectuel bien manifeste, qu'il contribuait en quelque sorte à stigmatiser ; du reste, en voyant et écoutant la malade sans la questionner, on la considérait comme démente.

Je la vis toujours, écrit M. le docteur Pâris, à peu près ainsi que la montre cet interrogatoire que je lui fis subir le 20 février 1889 :

— Quel âge avez-vous ?

— 38 ans et un ou deux mois, mais je trouve mon visage bien abîmé par tout ce qui se passe ici.

— En quelle année êtes-vous née ?

— Je ne m'en souviens pas, quelquefois j'entends chuchoter que c'est en 1810 ; on a dû m'apprendre ici que maman a dû m'avoir dans un train. Je pense aller au bal ; j'ai eu des infirmités, j'ai ma petite lecture à moi et en frappant comme ça ils ont bien pu me démonter une épaule. Je vais aller retrouver mes enfants.

(L'incohérence, on le voit, apparaît bien vite lorsque l'interrogatoire n'est pas serré.)

— Vous êtes encore enceinte ?

— Mais d'un petit garçon tout frisé, plus beau que sa maman.

— Depuis combien de temps êtes-vous ici ?

— Voilà la dixième année.

— C'est ici que vous êtes devenue grosse ?

— Je m'en souviendrai si peu que ce soit ; j'ai été prise par la tête par des messieurs qui m'ont tenue au milieu d'un emplacement, mais moi je voulais aller au bal et ils sont venus avec un bâton en dessous ; je me suis dit « c'est encore une attrape » et j'ai dansé avec trois des grosses dames.

— Mais cette grossesse a une durée extraordinaire ?

— Etant plus jeune, j'ai porté neuf mois.

— Quand aurez-vous cet enfant ?

— Quand on lui ouvrira avec n'importe quel outillage.

— Qu'en ferez-vous ?

— Je le donnerai à ceux qui le voudront.

— Où est-il ?

— Il est sur moi ; il sera dans les bras, dans la tête si vous voulez.

— L'entendez-vous ?

— Oui, il me parle constamment, même toute la nuit.

— Que vous dit-il en ce moment ?

— Il me dit qu'il voudrait être au monde comme tout le monde.

— Le voyez-vous ?

— Mais non.

— Comment savez-vous qu'il a des cheveux ?

— Parce que j'en ai déjà eu dans la bouche, et puis il vomit quelquefois.

— Comment savez-vous s'il a des dents ?

— Parce que j'entends ses petites dents.

— Et des yeux ?

— Je ne les ai pas vus, mais je suis bien sûre d'en trouver deux beaux.

— Pourquoi vous a-t-on placée ici ?

— Je ne sais pas.

— En quelle année sommes-nous ?

— En 300.

— Dans quel mois ?

— Mars.

— Quelle saison, hiver ou été ?

— Entre deux saisons.

La malade, nous écrit M. le docteur Aubry, médecin-adjoint de l'asile de Châlons, est décédée par suite de misère physiologique, en août 1894 ; elle était depuis plusieurs années notée comme démente.

Dans cette observation, le délire de grossesse s'est développé chez une femme de 46 ans, après la ménopause. Cette femme était atteinte depuis dix ans environ de troubles mentaux caractérisés, au début de son internement, par des idées de persécution avec hallucinations de l'ouïe, de la sensibilité générale et réactions maniaques. Dans la suite, l'agitation était devenue remittente, les facultés intellectuelles s'étaient affaiblies, des tendances érotiques s'étaient manifestées, c'est alors que le délire de grossesse apparut, il prédomina et persista pendant huit ans, puis s'éteignit quand la démence devint plus complète.

Ici, l'enfant n'est pas un fœtus, il a grandi, il a plusieurs années, parle, joue, rit ; il a des dents, pince sa mère ; il forme une personnalité spéciale qui vit, parasite filial, sur le moi maternel.

L'idée délirante est entretenue par des hallucinations de l'ouïe, des illusions et surtout des interprétations fausses, puériles, qui, toutes, ont pour sujet l'enfant que la malade croit entendre et sentir.

OBSERVATION VIII

(Recueillie à l'asile de Maréville).

Mlle J..., 38 ans, entre à l'asile de Maréville en janvier 1866. Pas d'antécédents héréditaires connus. Domestique depuis de longues années, elle avait toujours été une servante dévouée et docile, mais d'une religiosité exagérée. Elle avait eu, vers l'âge de 20 ans, une première atteinte d'aliénation mentale de courte durée, suivie de guérison.

Les troubles mentaux actuels étaient apparus depuis quatre mois environ. Mlle J... était devenue arrogante, se vantait de posséder d'immenses richesses, d'être la fille de l'Empereur ; elle refusa de continuer à faire son service et ses parents furent contraints de la venir chercher. Dans sa famille, elle ne veut pas reconnaître les siens, déclare que ses véritables parents sont morts, qu'elle est princesse.

A son entrée, elle présente de l'excitation maniaque avec des idées de grandeur, parle avec volubilité, gesticule, crie : « Elle est la femme, la fille de l'Empereur ; elle possède toute la France, peut puiser dans toutes les caisses de toutes les villes pour y prendre de l'argent, elle a des chevaux, voitures, etc ». Pas de signes de paralysie générale.

Quelques jours après son arrivée, la malade, un matin, reste couchée et s'obstine à ne pas se lever. Interrogée à ce sujet, elle répond : « Je suis fatiguée, j'ai besoin de repos, il faut que je mange pour deux, je porte le Saint-Esprit dans mon sein, je suis sacrée ».

Février. — L'excitation maniaque s'est calmée, mais les idées délirantes persistent. La malade croit toujours que ses parents sont morts, que son père était roi, empereur, qu'elle-même est reine, impératrice, qu'elle est enceinte, qu'elle porte Jésus-Christ dans ses flancs. Elle refuse de se livrer à la moindre occupation et passe sa journée à lire des livres de piété ; elle ne supporte ni observation ni contradiction, s'emporte, réclame son château, ses troupes, ses aumôniers ; se plaint de ne pas être traitée avec la déférence qui lui est due, etc. Depuis la disparition des troubles bruyants, l'affaiblissement intellectuel est devenu manifeste.

Mars. — Reste calme à la condition de ne pas être contrariée, ne travaille pas, consacre son temps à des lectures pieuses. La santé physique s'améliore, la malade prend de l'embonpoint. Les idées délirantes n'ont pas varié.

Juin. — Mlle J... travaille quelquefois, elle n'est plus aussi fréquemment criarde et grossière, mais les facultés intellectuelles et affectives paraissent s'affaiblir davantage. L'embonpoint augmente encore. Les idées de grandeur et de grossesse ne se sont pas modifiées.

Novembre. — La malade est occupée à l'atelier de couture, où elle se montre docile et laborieuse. Elle est cependant restée excitable et s'irrite pour la moindre contrariété. Le délire de grossesse et de grandeur tend à se limiter, à se cristalliser. La malade est convaincue de la réalité de sa conception, elle est mère de Jésus-Christ, elle le sent remuer dans ses entrailles. Le Saint-Esprit lui parle, lui fait des révélations au sujet de son fils.

En 1867, l'état de Mlle J... n'a subi aucun changement. Calme et inoffensive, elle s'occupe régulièrement à des travaux faciles de couture ou de tricot. L'affaiblissement intellectuel s'accentue lentement, le délire est moins actif, les idées de grandeur se manifestent plus rarement, seul le délire de grossesse persiste entièrement. La malade garde la conviction inébranlable qu'elle est enceinte et porte Jésus-Christ, elle continue de sentir les mouvements de l'enfant ; les hallucinations de l'ouïe sont plus rares. Elle a encore des moments d'excitation quand on discute ses affirmations.

Sa santé physique est excellente, son embonpoint s'est conservé.

Dans les années suivantes, la malade ne présente aucune modification notable. Parfois elle réclame sa sortie, parce que, dit-elle, son accouchement ne pourra se faire à Maréville ; il lui faut aller à Metz, où il lui sera permis de mettre au monde le « petit Jésus » entre les mains de religieuses accoucheuses.

Le délire de grossesse existait encore quand la malade fut transférée à l'asile de Sarreguemines, en Novembre 1880.

La malade, dont cette observation relate l'histoire, peut être considérée comme une débile mentale. La faiblesse de son niveau intellectuel se manifeste avant son entrée, par sa religiosité exagérée et après l'apparition des troubles mentaux par le caractère puéril et mégalomaniaque des idées délirantes.

Chez elle aussi le délire de grossesse s'est produit au cours d'une atteinte d'aliénation mentale qui durait depuis cinq mois déjà. Le caractère mystique de la malade a donné à l'idée délirante un aspect particulier. C'est un enfant divin, conçu par le Saint-Esprit, c'est Jésus-Christ que Melle J... sent dans ses entrailles, c'est avec Dieu que les hallucinations de l'ouïe la mettent en rapport, c'est par des considérations d'ordre sacré qu'elle explique la durée excessive de sa gestation.

Enfin, chez cette malade et en coïncidence avec le début du délire de grossesse, on a constaté de l'affaiblissement intellectuel qui est venu s'ajouter à la débilité congénitale. Sur un terrain mental ainsi préparé, le délire a pu vivre de longues années ; il a été constaté de 1866 à 1880 et durait encore quand l'observation de la malade fut interrompue par son transfert.

OBSERVATION IX

(Recueillie dans le service de M. le docteur Paris)

Mlle B..., placée à l'asile de Maréville, en septembre 1880, est âgée de 53 ans. C'est une femme de taille moyenne qui présente de nombreux signes de dégénérescence physique et un zézaiement prononcé. Rien de particulier dans les antécédents héréditaires et personnels. La menstruation est supprimée depuis deux ans, la malade dit souffrir de palpitations de cœur fréquentes.

A son entrée, Mlle B... a de l'agitation avec verbiage incessant, mobilité, turbulence ; très loquace, elle exprime des idées délirantes de grandeur religieuse et de persécution ; elle ne parle jamais d'elle-même qu'au pluriel, parce que, dit-elle, mariée avec le bon Dieu, qui est son père, le père de son fils, elle est sa mère, ainsi que la mère du fils ; elle est aussi la Sainte-Vierge. Elle éprouve des sensations douloureuses dans le ventre et les attribue à la présence du petit Jésus qui, à tous moments, se déplace au milieu de ses organes.

Tout le monde est peuplé de canailles et d'assassins qu'elle doit ramener dans le chemin de la vertu; elle est la régénératrice de la terre, appelée aux plus hautes destinées, et venue à Maréville pour convertir les infidèles à la vraie religion. Dieu parle par sa bouche. La malade commet de nombreuses erreurs de personnalité, attribue aux personnes de son entourage des noms et qualités imaginaires.

Les idées délirantes sont accompagnées d'hallucinations de l'ouïe, le bon Dieu lui cause continuellement, lui révèle le sort qui lui est réservé, la conseille, la soutient.

Le certificat de vingt-quatre heures porte : la nommée B... est atteinte de manie chronique caractérisée par un délire général où prédominent les idées de grandeur religieuse, les erreurs de personnalité, les interprétations fausses, les idées de persécution, les accusations contre les voisins, les menaces de punitions célestes ; la malade est Dieu, la Sainte-Vierge, porte Jésus dans son ventre, etc.

En fin 1880, on constate la persistance d'idées de grandeur religieuse, de persécution avec hallucinations de l'ouïe et accès d'agitation maniaque. Le délire de grossesse ne s'est pas modifié.

En 1881, la malade présente moins fréquemment de l'agitation, elle s'occupe à des travaux de lingerie, mais devient grossière, criarde pour la moindre contrariété. A ce moment, les idées délirantes sont plus limitées et le délire de grossesse tend à occuper tout le champ mental, en même temps on constate un affaiblissement notable de l'intelligence.

B... est sans cesse préoccupée de la santé de l'enfant qu'elle porte ; le « petit Jésus » se plaint dès qu'elle éprouve le moindre malaise, lui adresse des reproches, pleure. Il a une petite voix très douce ; sa mère l'entend très nettement lui parler, elle l'entend aussi rire, pleurer, etc.

Quand la malade marche au milieu de ses compagnes, elle prend les plus grandes précautions pour éviter les heurts et les chutes, dont pourrait souffrir le petit Jésus ; elle fuit les agitées, se tient près des malades les plus tranquilles.

Lorsqu'elle demande au médecin, soit l'amélioration de son régime, soit des médicaments toniques, soit l'éloignement d'agitées ou de criardes, c'est toujours en faveur du petit Jésus, pour le fortifier, écarter de lui les causes d'émotions, de contrariétés, prévenir ses pleurs et ses plaintes.

La malade mourut en janvier 1894 ; jusqu'à sa mort elle présenta le même délire stéréotypé.

Mlle B... a de nombreux caractères communs avec la malade précédente, l'évolution du délire offre les mêmes phases. Il apparaît au cours d'une période délirante avec réactions maniaques, où il s'accompagne d'idées de persécutions et de grandeur, puis l'agitation devient moins fréquente, l'affaiblissement intellectuel plus manifeste. Alors, le délire de grossesse prédomine, tandis que les autres idées délirantes s'effacent et s'atténuent. Quand il est contitué, il suscite des réactions spéciales qui méritent d'attirer notre attention. Mlle B... a des tendances hypochondriaques, elle se plaint sans cesse des malaises les plus divers, mais par suite de la désorganisation du sentiment de la personnalité qui a subi ici une sorte de dédoublement, c'est au nom de son fils qu'elle demande remèdes et régime ; c'est son fils qui se plaint, qui pleure, quand elle souffre. De plus, la malade a une attitude et une conduite dictée par le souci de la santé de son enfant, elle prend toutes sortes de précautions pour éviter les chocs qui pourraient nuire à sa progéniture, les cris qui pourraient troubler sa quiétude.

OBSERVATION X

(Recueillie dans le service de M. le Dr Paris.)

Mme R... entre à Maréville le 15 janvier 1894, 40 ans. Depuis 3 mois environ, elle faisait de grands excès de boissons ; son mari avait vainement tenté de la faire renoncer à ses habitudes alcooliques et des troubles mentaux s'étaient développés. Mme R... était devenue incapable d'aider son mari dans son commerce de boucherie et de diriger son ménage. De plus, elle était sujette à des excès d'agitation avec hallucinations des divers sens, au cours desquels elle brisait tous les objets qu'elle pouvait atteindre et se livrait à des violences sur les personnes de son entourage. Enfin, elle avait manifesté des idées de grandeur de teinte érotique : elle doit se marier avec un personnage de condition très élevée, etc. Un jour, elle était allée dans une église assister à un mariage et à son tour, était persuadée qu'elle avait été elle-même unie à un nouvel époux pendant la cérémonie.

A l'entrée, on constate des signes physiques d'intoxication alcoolique et de l'excitation maniaque très vive avec loquacité intarissable, mobilité excessive, insomnie ; il y a aussi de l'obnubilation intellectuelle.

En quelques jours, les troubles bruyants s'apaisent, la malade conserve de l'affaiblissement intellectuel et diverses interprétations fausses. Elle ne peut donner aucun renseignement sur la date de sa naissance, l'année actuelle, etc.., prétend être divorcée et remariée à M. X..., dit les circonstances de son second mariage.

Tendances hypochondriaques ; se plaint sans cesse de lésions imaginaires dans les diverses parties du corps.

En février, M. le Dr Pàris constate que Mme R... est atteinte de folie alcoolique, caractérisée principalement par une obnubilation très marquée des facultés intellectuelles, des idées confuses de persécution, des interprétations fausses. Elle n'a aucune conscience de sa situation, se croit divorcée, remariée secrètement. Tremblement très prononcé aux membres supérieurs.

En mars, à la suite d'une atteinte de variole, l'état mental s'améliore, les sentiments affectifs reparaissent, la malade est calme, s'occupe régulièrement. En mai, les interprétations délirantes renaissent, Mme R... croit être remariée, bien qu'elle ne se rappelle pas s'être rendue à la mairie avec son nouveau mari et qu'elle ne sache pas où et comment sa seconde union a pu s'accomplir.

En décembre, même état, se croit toujours remariée à M. X..., le mariage a eu lieu à Nancy, mais elle n'a assisté à aucune cérémonie. L'affaiblissement intellectuel accusé déjà par le caractère absurde des idées délirantes, se manifeste aussi par des propos et des raisonnements enfantins.

Dans le cours des années 1895, 1896, 1897, les idées délirantes ne se modifient pas, et sous leur influence, Mme R... refuse de recevoir son fils, qu'elle ne veut pas reconnaître.

En janvier 1898, elle devient réticente, répond difficilement aux questions qui ont trait à ses conceptions fausses, et un jour elle déclare qu'elle ne veut pas quitter l'asile pour rentrer chez ses parents ; « en qui » (*sic*) lui a annoncé qu'un changement de situation allait bientôt se produire pour elle, et qu'elle devait attendre que la personne qui s'occupe d'elle vienne la chercher. L'obnubilation intellectuelle est joujours manifeste. Methrorragies abondantes tous les quinze jours.

En septembre, Mme R... réclame vivement sa sortie, interrogée sur les causes de ce désir, elle dit à M. le Docteur Pâris : « Eh bien ! je vous dirai pourquoi je tiens à sortir, mais à vous seul, à l'écart et à la condition que vous ne le répéterez pas. » — Puis elle fait cette déclaration : « Il faut absolument que je sorte d'ici pour me marier, je ne peux pas rester plus longtemps comme cela, je suis enceinte depuis longtemps, depuis des années, ce que vous ne savez pas, vous voyez qu'il est nécessaire que je me marie de suite. Je ne peux plus du reste compter sur M. X..., celui qui sait tout m'a dit qu'il était marié. » Plus tard, elle veut être mise en liberté pour remplir une haute mission, elle est en communication directe avec Dieu qui lui parle et l'a choisie pour exécuter ses projets. L'enfant qu'elle porte et doit mettre au monde prochainement est également voué à une haute destinée, il est d'essence divine.

Si on s'étonne de la durée anormale de la grossesse, que Mme R... fait remonter aux premiers jours de son entrée et qu'on attire son attention sur ce fait extraordinaire, elle répond tantôt qu'elle sera délivrée quand il plaira à Dieu, tantôt que Dieu ne veut probablement pas que l'enfant naisse dans un asile d'aliénés, dans un pareil milieu.

La menstruation est irrégulière.

En 1899 et 1900, mêmes idées de grandeur religieuse et de grossesse, persistance des hallucinations de l'ouïe, de plus, des préoccupations hypochondriaques sont apparues. Elle est enceinte depuis de longues années, doit donner le jour à un fils divin, entend distinctement la voix de Dieu ; celui-ci, depuis quelque temps, lui fait comprendre qu'elle perdra la vie lors de la naissance de son enfant. Elle sent que son fils souffre et voudrait à tout prix voir sa prétendue grossesse se terminer même par une opération. — Les menstrues sont entièrement disparues.

En 1901, Mme R.... croit encore avoir été secrètement remariée, être enceinte d'un enfant destiné à remplir une haute mission religieuse ; elle reçoit souvent de Dieu qui lui parle, des révélations au sujet de son fils. Calme, s'occupe régulièrement. Ne commet aucun acte déraisonnable. On fait, d'accord avec la famille qui s'engage à surveiller la malade, un essai de sortie en mai 1901. Huit jours plus tard, la malade était réintégrée. Le certificat de quinzaine constate que Mme R..... présente toujours des troubles intellectuels qui ne lui permettraient pas de vivre au dehors sans un appui sérieux. Ancienne alcoolique, Mme R... est actuellement calme, assez facile à diriger, ne commet aucun acte déraisonnable, mais elle est toujours sous l'influence d'interprétations fausses, d'anciennes idées délirantes de nature ambitieuse, elle se figure toujours avoir été enceinte pendant plusieurs années ; elle devait donner le jour à un fils d'essence divine. Dieu lui fait de temps en temps des révélations au sujet desquelles elle ne veut ni ne peut donner aucun renseignement. Cette grossesse, dit-elle, s'est terminée dernièrement à son insu ; elle manifeste une certaine irritabilité si l'on montre le moindre doute relativement à la logique de toutes ses interprétations. Enfin, elle n'a aucune conscience de sa situation, de son passé pathologique ; elle n'admet pas qu'on puisse la soupçonner d'avoir fait des excès alcooliques, que l'on ait pu raconter qu'elle ait été malade, désordonnée dans ses actes, et cependant, nous l'avons vue dominée par des hallucinations de l'ouïe, des idées de persécution.

En juillet, Mme R... se maintient calme, laborieuse, facile à diriger, mais croit toujours au bien fondé de ses hallucinations et idées délirantes anciennes ; elle est à nouveau confiée à sa famille.

Cette observation est la seule où nous ayons pu assister à l'évolution complète du délire de grossesse, c'est-à-dire à son début, à sa période d'état puis à sa terminaison.

Il s'est développé chez une alcoolique de 40 ans, avant la ménopause, a persisté pendant la période troublée où la menstruation est devenue irrégulière et s'est effacé après que les règles ont été entièrement supprimées. On constate, avant l'apparition du délire, des idées de persécution et de grandeur d'ordre érotique avec de l'affaiblissement intellectuel d'origine éthylique. En raison même de son étiologie, cet affaiblissement intellectuel était, au moins dans le début, de l'obnubilation intellectuelle, d'autre part il était moins profond que chez les malades déjà étudiées.

Pendant trois ans, les idées de mariage sont prédominantes et entretenues apparemment par des hallucinations de l'ouïe, au cours desquelles la malade entendait la voix du personnage qu'elle croyait avoir épousé.

En 1898, Mme R... avoue son état de gestation qui, dit-elle, remonte à plusieurs années. Quelques mois plus tard, à la suite d'une révélation divine, elle découvre que celui qu'elle considérait comme son mari et le père de son enfant est marié.

Dès lors, le délire prend une teinte mégalomaniaque ; l'enfant est appelé aux plus glorieuses destinées, la mère apprend de Dieu qu'elle-même doit remplir une haute mission.

En 1900, l'apparition de préoccupations hypochondriaques détermine une nouvelle modification dans le délire de grossesse. L'enfant souffre et la mère réclame une intervention qui hâte l'accouchement. Ces préoccupations, au sujet de la santé de l'enfant disparaissent rapidement et le délire reprend ses caractères mégalomaniaques ; il ne s'accompagne d'aucune réaction, la malade est calme, laborieuse, docile, mais les facultés intellectuelles restent affaiblies.

Au retour d'un essai de sortie, Mme R... raconte que sa grossesse s'est terminée à son insu ; elle se refuse d'ailleurs à donner de plus amples renseignements.

OBSERVATION XI

(Recueilie dans le service de M. le Docteur Paris)

F... est transférée à Maréville, en juillet 1889, 46 ans. On ne possède, sur l'histoire de la malade, d'autres renseignements qu'une série de certificats faits pendant son séjour dans les asiles de la Seine.

Mai 1886. — F... est atteinte de délire chronique avec idées de persécution, hallucinations de l'ouïe et troubles de la sensibilité générale. (Docteur Magnan.)

Juin 1886. — F:... est atteinte de délire de persécution avec hallucinations de l'ouïe ; entendait, chez elle, des jeunes gens qui lui disaient des injures et lui lançaient de l'électricité dans le ventre et aux mains. Pour échapper à ces persécutions, elle a dit et pensé qu'il lui fallait mourir ; actuellement, nie toute idée de suicide, et cherche à dissimuler son délire. (Docteur Bigot.)

Février 1888. — F... est atteinte de délire mélancolique avec idées de persécutions et hallucinations de l'ouïe. On l'insultait dans les rues, on l'électrisait pour la rendre malade, elle entend, par moment, les cris et les plaintes de son mari et de son fils, qui sont enfermés avec elle et soumis à des tortures ; réclamations fréquentes. (Docteur Bouchereau.)

Juin 1889. — F... est atteinte de délire mélancolique avec idées de persécution et hallucinations ; on la soumet à des épreuves pénibles, on l'insulte, on la menace, on la rend malade, on veut lui faire du mal. Tristesse, découragement, parfois insomnie et période d'excitation. (Docteur Bouchereau.)

A son entrée à Maréville, on constate de l'affaiblissement intellectuel avec idées de grandeur et de persécution, hallucinations de l'ouïe, souvent incohérence du langage.

Août. — Idées de persécution et de grandeur religieuse, on s'empare de tous ses biens en donnant son propre nom aux autres malades, elle reçoit des révélations de Dieu, a des conversations avec la Sainte-Vierge.

Janvier 1890. — Facultés intellectuelles affaiblies. Rires non motivés. Persistance d'hallucinations de l'ouïe, vagues préoccupations de nature hypochondriaque, souvent excitée et violente. Accès d'asthme fréquents. Prétend être enceinte, refuse de s'occuper parce que cela « dérange le petit »; ne veut plus tricoter avec de la laine rouge, sous prétexte que cette couleur déplait à l'enfant ; ne marche pas vite, parce que, dès qu'on le dérange, son fils quitte son ventre pour aller dans son poumon.

Février. — Idées hypochondriaques, de persécution et de grossesse. Quand elle a des crises d'asthme, elle attribue son oppression, tantôt à des manœuvres de ses ennemis « les potions m'étouffent », tantôt à des déplacements de son enfant « le petit monte dans ma poitrine et m'empêche de respirer »;

quand elle s'excite trop violemment, et qu'une infirmière veut intervenir pour protéger les autres malades, elle proteste : « Ne me touchez pas, j'ai un petit dans le ventre, tu vas le faire monter dans mon cou, ne me brusque pas, et bientôt vous aurez un joli enfant ».

Septembre. — Alitée, pour tuberculose localisée au sommet gauche, se plaint de ce que le petit lui donne des douleurs dans le dos, la poitrine ; croit que « l'enfant qu'elle portait est pourri », réclame à grands cris une intervention opératoire, elle ne peut accoucher. « Par où veux-tu donc qu'il sorte puisque tout est bouché. »

Novembre. — Croit avoir un enfant en décomposition dans les poumons, demande une opération chirurgicale qui l'en débarrasse. Toujours sous l'influence d'idées de persécution, d'hallucinations multiples, surtout de la sensibilité générale, continue d'attribuer ses excès de suffocation au « petit qui remonte de temps en temps dans ses poumons ».

1891. — Tuberculose à marche très lente du poumon gauche. Idées de persécution, hallucinations et illusions multiples. Refuse les médicaments par crainte d'empoisonnement. Prétend que son fils est interné avec elle ; se figure que l'enfant dont elle est grosse, se déplace, abandonne son ventre pour se placer dans les poumons et lui cause ainsi de la suffocation. Irritable, devient souvent violente et brutale.

1892. — Peu de modifications dans l'état physique. L'affaiblissement intellectuel s'accentue, confond les diverses personnes qui s'approchent d'elle, parle constamment seule, se croit enceinte du « petit Jésus », s'excite encore fréquemment.

1893. — Idées de persécution et de grandeur religieuse. « Elle va monter au Ciel en volant dans les airs ». On exerce sur sa personne, toutes sortes d'influences destinées à altérer sa santé.

Hallucinations et illusions multiples. Parle rarement de sa grossesse et du « petit Jésus ».

1894. — L'affaiblissement intellectuel progresse ; la malade conserve des idées de persécution, porte des accusations contre le personnel du service, s'irrite fréquemment, se jette sur les infirmières, les frappe. Incapable de se livrer à la moindre occupation. N'exprime plus d'idées de grossesse.

Depuis lors, la déchéance intellectuelle s'est accentuée, la malade est absolument incohérente, ne peut suivre le moindre raisonnement, ni faire une réponse aux questions les plus simples. Elle bavarde seule.

Au milieu de son verbiage reviennent souvent les mots : « Saints Anges, Vierge, Dieu, monter au Ciel », seuls vestiges de son délire.

Le délire de grossesse s'est développé ici chez une femme de 46 ans, atteinte de délire chronique à la période où l'affaiblissement intellectuel était déjà manifeste ; il constitua un incident important et durable au cours de la phase qui conduisit la malade à la démence, et disparut avec les progrès de la déchéance finale. Le délire de gestation emprunte d'abord ses traits caractéristiques aux idées hypochondriaques qui l'accompagnent. La mère ne peut accoucher parce que « tout est bouché » son enfant quitte son ventre, remonte dans les poumons, le cou, et l'empêche de respirer. Plus tard, il devient mégalomaniaque, l'enfant est le « petit Jésus », mais cette forme de l'idée délirante ne dure pas, elle marque la période ultime, avec elle le délire disparaît.

OBSERVATION XII
(Thèse Hamel)

Ad. Françoise, entrée à l'admission en novembre 1890 (30 ans). Son père était d'un caractère sombre, ne riait jamais.

Deux sœurs du père ont disparu à l'âge de 20 ans. — Sa mère était nerveuse, très vive, une sœur a eu un accès de mélancolie à la suite de la mort de son mari ; une autre sœur est très nerveuse, un frère bien portant. — Elle a deux enfants, l'un est mort à 18 mois de convulsions, l'autre a 9 ans, il est de bonne santé.

Elle n'a jamais eu de grandes maladies, elle a appris à lire et très peu à écrire, elle n'avait pas beaucoup de mémoire ; très indisciplinée, on la mettait souvent en pénitence. — Elle faisait toujours des niches à toutes les voisines, leur volait des objets de peu de valeur, faisait du mal aux animaux, dénichait des nids et cassait les œufs.

Elle a quitté son pays pour être domestique à Paris, elle est mariée depuis 10 ans. Elle travaillait comme découpeuse d'étiquettes, tenait bien son ménage.

Depuis le mois de novembre 1890, elle a commencé à devenir bizarre. En lisant le journal, elle disait qu'elle savait qui avait commis les crimes et citait des noms d'amis de la famille de son mari, c'est son beau-frère qui a tué le courrier de Figeac.

Quand elle lisait le feuilleton du journal, elle le reconnaissait, c'était elle qui l'avait fait la nuit.

Elle fournissait de romans le *Petit Parisien* et le *Rappel*. En même temps, elle se plaignait de ses voisins, c'était une bande noire ; ils étaient environ cinquante, ils faisaient des trous dans les murs et lançaient, avec des seringues à oreille, du chloroforme ; elle le sentait et allait ouvrir la fenêtre.

On a pénétré chez elle, on l'a endormie et fait photographier toute nue, on a donné 500 fr. à son mari pour cela. Tous ces gens-là qui ont commis des crimes ont été condamnés.

Elle ne dormait plus la nuit et avait des cauchemars, elle avait des frayeurs, elle a vu un homme entrer chez elle.

Elle entendait des voix par la cheminée pendant la nuit ; on disait : tu vas mourir, ta famille est écrasée.

Me M., frère de M. Carnot, venait coucher avec elle. — Elle

est entrée à la clinique le 24 décembre 1890, elle y est restée deux mois, elle est sortie le 2 février, non guérie, mais améliorée.

Pendant deux mois, elle est restée bien tranquille, faisant bien son ménage. — Vers le mois d'avril, elle a commencé à causer de son enfant, qui lui parlait dans le ventre. Elle refuse de partager le lit de son mari.

La nuit, elle ne dormait pas, elle faisait des romans. Toutes les cérémonies, les mariages, dont elle lisait les inscriptions dans les journaux, étaient faits à son intention.

Elle se figure que son mari veut l'empoisonner, elle est très mal disposée à son égard. — A ce moment, elle buvait en cachette du cognac et un peu de vin blanc (son mari a retrouvé 3 ou 4 bouteilles vides, la malade prétend que ses excès alcooliques remonteraient avant sa première entrée à l'asile). Elle avait des cauchemars, se réveillait en sursaut, disait qu'on allait lui voler son enfant. Elle réveillait son mari pour lui dire que telle personne allait être tuée, que telle autre serait empoisonnée.

Entrée le 23 octobre 1891. — Interrogée, elle se plaint de ce que son mari mettait dans sa soupe de « l'arsenic arsenical » ; sa soupe avait un goût de pourriture.

On lui met du vitriol dans son vin, elle l'a senti, elle a changé de verre et la personne qui a bu le sien a vomi. — Elle sent dans le dortoir des vapeurs de chloroforme et d'acide prussique.

Elle accuse son mari d'être impuissant, de l'avoir battue, toute la famille de son mari a commis des crimes.

Elle-même est de la famille du Docteur M.... Le Docteur M. est le frère de M. Carnot, c'est le père de son enfant. La nuit, il vient dans le dortoir, l'embrasse, a des rapports sexuels avec elle, lui procure du plaisir, elle sait qu'il n'est pas là, quelquefois, s'il le veut, il lui montre sa figure.

Le Docteur M.... lui fait voir tout ce qu'il veut la nuit, un petit âne, des oiseaux qui courent sur la table, un monument éclairé à l'électricité, qui augmente et diminue, tout en restant fixe,

des statues de Chine et de Cochinchine, des figures grimaçantes. Elle n'a pas peur, car elle sait qui les lui fait voir. Il
lui cause tout bas la nuit. — Elle peut communiquer de loin
avec le Docteur M., M. Goron et différents autres personnages.
Elle raconte qu'en mai 1890, elle a accouché seule à 4 mois et
demi d'une petite fille « extra-lucide » qui mourut au bout de
quelques heures ; elle en a eu deux autres, en octobre 1890 et
janvier 1891 ; elles sont grosses comme de petits rats, sans
cheveux ni dents. On les a mises dans des bocaux, deux ont
été portées chez M. Carnot et l'autre au pavillon Ferrus.

Depuis janvier, elle est enceinte du Docteur M. ; elle continue
à avoir ses règles et il y a quelques mois ses seins sont devenus
un peu gros et elle a eu la bouche amère ; à 4 mois et demi la
petite fille a voulu sortir comme les autres, mais elle ne sortira
qu'à terme et quand sa mère sera sortie de l'asile.

Depuis ce moment elle cause, elle l'entend causer surtout
dans la fausse iliaque gauche, quelquefois en avant et plus
distinctement quand elle va au cabinet. Quand elle l'entend sa
langue de remue pas.

La première fois qu'elle l'a entendue, elle a pleuré parce
qu'elle ne savait pas ce que c'était, elle lui disait des choses
simples comme « Ecoute, maman, je vais faire pipi » et elle
sentait sa chemise mouillée... — « Je vais péter » et elle
entendait un gros bruit dans son ventre, on pourrait croire que
ce sont les intestins, mais c'est elle qui joue du piano dans le
ventre.

Depuis, la petite fille lui cause davantage. Quand elle lit le
feuilleton, la petite le répète elle-même et lit seule une colonne
tout entière.

Elle sait tout ce qui se passe, elle lui annonce que M. Goron
est nommé préfet de police, elle lui apprend qu'hier, M. Goron
a perdu une bague, place de la Bastille, à 6 heures du soir.

Une malade a eu des confitures volées, la petite dénonce une
autre malade, Mme B..., comme les ayant mangées.

Ad. . Françoise est une débile mentale. Accusée dès le jeune âge par de l'indiscipline, des instincts cruels, une éducabilité limitée, la faiblesse congénitale de l'intelligence donne aux idées délirantes un caractère niais et enfantin.

Sur une semblable mentalité, le délire de grossesse s'est développé rapidement et a produit à la faveur d'illusions et d'interprétations fausses, une sorte de dédoublement de la personnalité. La malade attribue à la présence de son enfant tous les bruits intestinaux; quand la mère mouille sa chemise, c'est l'enfant qui « fait pipi. » La petite fille répète les lectures que fait sa mère.

Parfois même, la personnalité maternelle semble s'effacer entièrement devant celle de l'enfant. Pendant une lecture faite par la malade, sa fille lit seule une colonne du journal.

Enfin Ad... Françoise donne à l'enfant extra-lucide, la puissance surnaturelle qu'elle s'attribuait à elle-même de savoir tout ce qui se passe.

C'est là, réalisé à son plus haut degré, la désagrégation de la personnalité qui existe toujours dans le désir de grossesse. Il se constitue une sorte de délire de possession qui laisse la malade heureuse et satisfaite et ne s'accompagne pas, dans ce cas, des réactions mélancoliques qu'il entraîne habituellement à sa suite.

OBSERVATION XIII
(Recueillie dans le service de M. le Docteur Paris)

Mlle Caroline M..., placée à l'asile de Maréville, en mai 1894, pour idées de persécution dit l'arrêté préfectoral. On ne possède sur les antécédents personnels et héréditaires de la malade aucun renseignement. Elle est âgée de 48 ans et raconte que son père mort à 80 ans, d'un « coup de sang », était un instituteur sobre mais violent et emporté ; la mère, morte à 60 ans, à la suite d'une affection pulmonaire aiguë, était une personne douce et paisible. Il y aurait eu onze enfants : deux petites filles de 4 et 6 ans, un fils de 13 ans seraient morts à la suite de tuberculose, les trois autres auraieut vécu quelques mois seulement ; parmi les survivants, deux frères instituteurs sont bizarres et de relations difficiles, deux sœurs sont nerveuses.

Mᴵᴵᵉ Caroline M... eut, vers 8 ans, la variole, dont elle porte encore à la face des traces cicatricielles, elle dit avoir été soignée à l'âge de 20 ans, pour tuberculose ?... D'une intelligence faible, elle apprit péniblement à lire et à écrire de manière imparfaite.

Elle resta près de son père jusqu'à la mort de celui-ci, fut recueillie ensuite par un frère à qui elle prêta le petit capital qui lui était échu en héritage et vécut, tantôt chez lui, tantôt dans diverses familles où elle essaya de se placer comme domestique. — Jamais elle ne put être employée pendant un long laps de temps, les bizarreries de son caractère la rendaient rapidement insupportable ; son frère se maria, ce fut la cause d'une rupture complète. — La malade éprouva pour sa belle-sœur les sentiments les plus haineux, l'accusa d'inconduite, traita son frère de voleur, puis le quitta définitivement en 1891. Elle présenta alors des troubles intellectuels : idées de grandeur et de persécution qui la rendirent incapable de remplir le moindre emploi, et vint échouer dans un petit village des Vosges, Poussey, où ses plaintes réitérées, et l'aggravation des troubles mentaux exigèrent bientôt son internement.

Ménopause depuis deux ans environ.

A l'entrée, on constate « principalement des divagations hypochondriaques, des hallucinations de l'ouïe et de la sensibilité générale notamment en rapport avec ces idées hypochondriaques et avec un délire religieux très accusé. Cette femme se croit chargée d'une haute mission, Dieu élève en elle des esprits qui doivent devenir des enfants ; il les dissémine en tout son corps dans de petites boîtes carrées, elle les entend pleurer, se plaindre, etc. Dit être morte il y a quelque temps, être ensuite ressuscitée, elle ne doit pas mourir définitivement ».

La débilité mentale accusée déjà par l'histoire de la malade, par le caractère enfantin de ses idées délirantes, s'accompagne d'affaiblissement intellectuel acquis.

Mlle Caroline M. ne sait plus la date de sa naissance, ne peut dire l'année actuelle, le mois ni le jour. — Calme, assez facile à diriger, elle travaille à la lingerie.

On note en 1895 : Etat stationnaire, mêmes idées puériles de persécution et de grandeur religieuse, croit être mère de 40 enfants placés dans son ventre.

En 1902, délire peu cohérent de persécution et de grandeur religieuse avec hallucinations de la vue et de l'ouïe, de la sensibilité générale, illusions et interprétations fausses, puériles : « Je forme, dit-elle, le 88ᵉ enfant en ce moment. Le Saint-Esprit m'est apparu sous la forme d'un gros homme, avec des ailes derrière la tête, j'ai eu peur, j'ai tremblé ; il m'a prévenue de l'avenir et m'a instruite de toute la religion, de façon que je puis en remontrer à tous les curés. — Le bon Dieu a bien du tracas en ce moment, c'est pour cela qu'il fait mauvais temps ; il pleut parce que ses élèves saints lancent de l'eau pour nettoyer les astres. »

Etat actuel. — La malade présente de l'obésité assez marquée, les fonctions de nutrition, de circulation, de digestion s'accomplissent normalement. Du côté des organes génitaux on ne trouve rien de pathologique. Les fonctions de relation, sensibilité et motricité sont conservées.

La malade marche avec précaution, les jambes écartées ; défiante en présence de ses compagnes ou des infirmières, elle devient confiante dès qu'elle est sûre de ne plus être entendue que de nous, répond facilement à nos questions et semble prendre plaisir à nous exposer ses idées délirantes : « Le bon Dieu m'a formée en âme de naissance, ma mère avait prié et demandé d'être Vierge martyre, c'est moi-même que le Seigneur a choisie. On ne devrait toucher ni à moi ni à ma famille, je devrais être libre, toute à Dieu. — Je suis retenue ici par une infirmière, Marie C..., qui m'a volé mon argent, je lui ai entendu dire : « Ne la laissez pas partir, nous vivons sur son bien ». Elle se vante des misères qu'elle m'a faites : « Nous sommes pour tuer, vous devez mourir, il nous faut votre mort ». — « Les malades sont coalisées contre moi. Le bon Dieu voudrait que je sorte, je l'entends souvent, mais beaucoup mieux quand la pendule marche, il parle en même temps que le tic-tac. Pour m'empêcher de l'entendre, une infirmière arrête sans cesse la pendule qui est près de mon lit. J'entends aussi les saints, ils correspondent sur chaque village, il y a des Saints-Esprits Dieu au firmament. Je suis entourée d'âmes du Purgatoire qui me parlent. Ce sont d'anciens diables qui, devenus saints, n'ont pas persévéré dans la bonne voie ; Dieu a bien du mal, les sœurs et les infirmières le trompent, lui offrent des diables, il est bien embarrassé. — Il y a 31 ans, le Saint-Esprit m'est apparu, il a une belle figure, des ailes, parle d'une voix grave ; il m'a prévenue que l'on me poursuivrait, que Dieu m'avait choisie pour me sauver en formant des dessins. J'ai en moi trois sortes de dessins : les dessins d'enfants, les dessins de communions, ce sont des esprits dûs à la dégénérescence du siècle, enfin les dessins d'âmes. Je suis enceinte de Dieu, les curés m'en veulent, ils auraient voulu me faire marier avec un homme alors que je devais épouser un prêtre pour rester avec lui comme frère et sœur, conserver ma virginité.

« J'ai 113 enfants, le dernier est en formation. Au commencement, ils sont couchés, puis, quand ils prennent de l'âge, ils se tiennent debout avec la permission de Dieu. Ils sont placés dans mon ventre comme les personnes que l'on voit rassemblées sur une photographie. Les boyaux sont derrière, en sorte que je ne puis supporter une nourriture forte. Les enfants sont massés debout, autour de la ceinture. Quand ils se forment, tout mon corps est douloureux, ça me pince au bas du ventre. *(La malade localise sur sa paroi abdominale, et en deux points opposés, les pieds et la tête du dernier enfant.)* Pour les former, le bon Dieu correspond dans l'âme qu'il a choisie ; j'ai une demeure faite exprès, puis la formation se fait par le sang. Les uns sont gros comme la main, les autres plus petits, selon que j'ai eu une plus ou moins bonne nourriture. Quand ils grandissent, j'ai mal en large, j'ai mal aussi quand ils se placent. Pour le premier enfant, quelque temps après mon arrivée dans cet asile, j'ai été malade pendant 4 jours, je vomissais tout ce que je mangeais, je ne pouvais plus marcher, on a vu mon ventre grossir, les personnes qui m'entouraient me voyaient changer et le disaient ; je devais le mettre au monde mais Dieu ne l'a pas voulu à cause de ces gens de pourriture qui m'ont mise en moquerie à Maréville. Le bon Dieu n'est pas content, parce qu'on a fait trop de chemins de fer ; on a troué la terre pour y prendre de la houille, alors qu'il vou lait qu'on laisse la terre telle qu'il l'avait faite, qu'on se contente de fruits, de pain.

« Les autres enfants sont des corps du ciel, ils se forment en 4 ou 5 jours puis ne grandissent plus. Ils sont toujours en prières, je les entends. Quand on m'a heurtée, je leur demande s'ils ont eu mal et ils me répondent d'une petite voix. J'en ai un grand nombre par un jugement de Dieu parce que l'Eglise est incrédule. Ils remplissent tellement mon ventre que je puis difficilement m'asseoir, me baisser ; si je tiens les jambes serrées, ils se plaignent, je ne peux pas nouer mes chaussures. *(La malade marche, en effet, avec les plus grandes précautions, prend garde de ne pas se heurter aux portes, contre les murs, évite les agitées et se lamente dès qu'elle est menacée d'un choc.)* J'ai aussi des communions qui sont rondes et qui parlent dans les mains, les bras, les jambes ; mes doigts en sont quelquefois gonflés comme des ampoules.

« J'ai des âmes dans l'épaisseur du corps (*elle désigne ainsi le thorax*) depuis le dos jusqu'à l'estomac. Chaque âme a un nom, l'une s'appelle tonnerre, l'autre trompette ; un jour que j'étais seule dans les champs, j'ai entendu trompette et tonnerre.

J'en ai une au milieu de la tête qui parle comme une voix d'homme. La formation des communions, comme celle des âmes, me cause de la douleur, mais souvent aussi, je ressens de la consolation, du bonheur dans tout le corps. Dieu m'a donné trois âmes : l'âme de conscience, habitée par Jésus-Christ, l'âme qui communique avec Dieu, l'âme pour travailler. Je corresponds continuellement avec Dieu et les Saints. Mes anges gardiens m'entourent, ce sont les petits oiseaux qui viennent dans le quartier, il y a aussi, parmi eux, d'anciens prêtres punis parce qu'ils n'ont pas voulu m'écouter, je leur avais dit cependant : « Je suis Elie, si vous ne vous occupez pas de moi, l'Église est perdue ».

Interrogée sur son âge, la date de son entrée, de l'année actuelle, Mlle Caroline M... ne peut nous répondre. Malgré ses idées délirantes multiples de persécution et de grandeur, elle est facile à diriger, docile, s'occupe régulièrement à des travaux de lingerie.

Il n'y a d'autres réactions extérieures du délire que des plaintes au sujet de la nourriture, des craintes exprimées sur les dangers des heurts et parfois des récriminations contre les infirmières persécutrices.

Melle M... est une débile mentale, dont la faiblesse d'esprit congénitale s'est augmentée d'affaiblissement intellectuel acquis. En raison de cette mentalité, qui facilite le développement des idées délirantes les plus niaises et les plus absurdes, le délire de grossesse est porté à ses extrêmes limites.

Tout le corps de la malade : abdomen, thorax, membres, est un milieu de formation d'enfants, d'âmes et de communions, toute sa substance est génératrice, elle est à la fois matrice et réceptable des produits de ses formations. Non seulement elle donne naissance à des enfants, mais ceux-ci grandissent dans le ventre de leur mère. Le sentiment de la personnalité est profondément troublé. La malade n'est plus qu'un agrégat d'enfants, d'âmes et de communions qui ont une vie propre : parlent, prient, se déplacent.

Enfin, le délire de grossesse a, dans cette observation, un caractère d'énormité que nous n'avons pas trouvé ailleurs, Melle M... forme, en ce moment, son 113e enfant et ses facultés procréatrices ne sont pas encore épuisées.

Ce grand nombre d'enfants, massés dans l'abdomen, imposent à la malade une attitude spéciale, l'empêchent d'accomplir certains mouvements, lui donnent un aspect et une allure caractéristique qui est comme la marque du délire.

OBSERVATION XIV

(Recueillie dans le service de M. le Docteur PARIS)

Mme M... Joséphine, placée à l'asile de Maréville en février 1897. — 72 ans.

Pas d'antécédents héréditaires connus, la malade, commerçante, mena une vie très active ; mariée, elle eut plusieurs enfants. Son premier accouchement fut pénible, on dut employer le forceps. Il y eut une déchirure profonde du périnée. Elle a toujours eu un caractère difficile, grincheux ; jamais satisfaite, elle se plaignait de tout et de tous, sans raison. Autoritaire, jalouse, elle veut être une maîtresse absolue. Persécutée, elle prétend que les personnes de son entourage sont coalisées contre elle, cherchent à lui causer des ennuis, à la faire souffrir. Tantôt, avare à l'excès, elle se laisse manquer même du nécessaire ; tantôt prodigue, elle dépense sans compter.

Depuis une vingtaine d'années, consécutivement à la ménopause, le caractère habituel de la malade est devenu plus insupportable encore, en outre, elle présente périodiquement des moments d'excitation maniaque, suivis de dépression avec intervalles de calme relatif. Les troubles se produisent chaque deux ans environ, et la période aiguë est d'une durée de neuf mois.

Pendant les paroxysmes maniaques, les idées de persécution étaient nettement accusées, l'exagération du sentiment de la personnalité s'exprime bruyamment, la malade est orgueilleuse, vantarde, elle éprouve le besoin, en quelque sorte impulsif, d'accuser, de calomnier, etc. Elle exprime parfois ses plaintes, ses accusations, ses menaces avec une volubilité, un accompagnement de gestes, de désordre, d'actes tel qu'à première vue on l'aurait prise pour une épileptique en fureur. En outre, elle tient des propos érotiques, donne les plus amples détails sur les soins qu'elle prend de sa toilette intime, etc. Elle écrit sans cesse et développe, en de longues lettres, ses récriminations. Les troubles intellectuels bruyants s'apaisent peu à peu, l'excitation fait place à de la dépression surtout physique, puis vient le retour à l'état habituel.

Alors, la malade s'occupe, mais reste encore persécutée, persécutrice, ne peut supporter la moindre contrariété, se plaint pour le moindre motif, et doit être traitée avec les plus grandes précautions.

Mme M... Joséphine fut placée successivement dans plusieurs
maisons de santé et de retraite, elle ne put être conservée
nulle part, son autoritarisme, la très variabilité de ses sentiments, l'inconstance de ses affections, sa tendance très marquée aux idées de persécution, aux accusations et aux commé-
rages, à la méfiance, la rendaient insupportable et créaient
maintes difficultés. D'ailleurs, elle réclamait souvent elle-même
son déplacement et quand elle ne l'obtenait pas, s'évadait ou
faisait des tentatives d'évasion.

A son entrée dans le service, elle était en période d'excitation
maniaque. La dépression débute en août 1897, puis en janvier
1898, le calme reparaît. En mai 1898, excitation ; en août,
dépression de courte durée ; en octobre, calme relatif. Mme Joséphine M .. reste susceptible, se répand souvent en récriminations non motivées ou extrêmement exagérées. L'état mental
ne se modifie pas jusqu'en fin 1901. Dans les premiers mois
de 1902, la malade demande son transfert dans une autre maison de santé, devient plus difficile, très irritable, elle fait de
vives réclamations pour les moindres contrariétés, mais elle se
livre encore à des travaux de couture. En juin, Mme M... ne
veut plus s'occuper, se plaint de tout et de la plupart des personnes qui l'entourent. En juillet, les idées de persécution sont
plus manifestes, la malade porte des accusations contre ses
compagnes et contre le personnel ; elle croit qu'on veut la tor-
turer, que tout le monde est indisposé contre elle, etc. Instabi-
lité mentale très marquée : un jour, elle propose au médecin-
chef de la conduire dans sa famille, le lendemain, elle l'accuse
de pactiser avec ses ennemis ; tantôt elle manifeste le désir
de changer de maison de santé, tantôt l'intention de reprendre
complètement sa liberté, parfois se déclare déterminée à entrer
dans un cloître jusqu'à la fin de ses jours. Les accusations
fausses, les récriminations sont incessantes ; la malade, atteinte
d'emphysème avec bronchite chronique, présente quelques
signes d'insuffisance cardiaque, mais elle refuse d'accepter

aucune médication, prétendant qu'on veut l'empoisonner. Elle a de l'insomnie et devient si difficile qu'il faut la placer dans un quartier d'agitées.

En août, aux idées de persécution s'ajoutent des idées de grandeur religieuse et des rêves mystiques. Chaque nuit, la Sainte-Vierge apparaît à Mme M..., lui parle longuement, lui promet son appui, la console ; elle lui donne l'ordre d'organiser une procession en son honneur.

De plus, la malade devient coquette, prend de sa toilette un soin exagéré, elle frise les rares cheveux qui lui restent, se charge de rubans aux couleurs vives, se dandine, tâche d'attirer sur elle l'attention du personnel médical à la visite. Elle devient gracieuse, prévenante et fort entreprenante. Elle s'attache au bras du médecin ou des internes, les presse contre elle et fait les plus grandes difficultés pour leur rendre la liberté. Dans la journée elle tient des propos grossiers, parle de son mari et de ses enfants ; toute sa conversation est limitée à sa vie génitale ; elle donne les détails les plus précis sur l'intimité de ses relations matrimoniales, se vante d'être faite pour avoir beaucoup d'enfants, etc... ; elle a des rêves érotiques ; raconte que la nuit, le médecin-chef a des rapports sexuels avec elle, elle veut se marier.

Enfin, un matin, elle s'approche mystérieusement du médecin qu'elle désigne comme son séducteur et lui apprend avec l'air heureux et contrit d'une jeune épouse, qu'elle va être mère.

Quelques jours après, le chef du service partait en congé et Mme M... se plaignait de son abandon. Elle ne peut plus se lever, parce que l'enfant la fait souffrir, son ventre est douloureux et la marche lui est, dit-elle, très pénible. D'autre part, l'état physique ne s'est pas amélioré, les signes d'insuffisance cardio-pulmonaire persistent.

En septembre, le délire se complète, la malade sent les mouvements de son enfant et reste couchée pour ne pas troubler le cours de sa grossesse, elle consacre son temps à la confection d'une layette. Elle réclame la visite d'une sage-femme pour mettre un terme aux douleurs qu'elle ressent dans l'abdomen, s'étonne de ce que le médecin ne l'examine pas, annonce que sa délivrance est proche, qu'il faut préparer le forceps pour le cas où une intervention opératoire serait nécessaire.

Quelques jours plus tard, elle explique que son enfant est très gros, très fort, qu'il lui fait grand mal, puis un matin, raconte à l'infirmière qu'elle a trouvé l'explication de ses douleurs ; elle a deux enfants, elle a senti deux têtes.

En octobre, au retour du chef de service, elle veut absolument être examinée au spéculum, s'irrite de ce que l'on ne croie pas à l'approche de sa délivrance, persiste dans ses affirmations quand on lui fait remarquer combien sa grossesse aura été de courte durée si l'accouchement est prochain.

Chaque jour se passe dans l'attente du nouveau-né et la préparation de sa layette, Mme M... donne des ordres pour que l'on tienne prêt le lit sur lequel on la placera, elle énumère le linge qui devra être préparé, etc.

Les idées délirantes persistaient stéréotypées, quand, au début de novembre, les troubles cardio-pulmonaires s'aggravèrent rapidement et causèrent la mort de la malade.

Cette observation nous a paru intéressante à rapporter, parce que nous avons pu assister, chez cette malade, à la naissance du délire de gestation, le suivre dans ses premières manifestations et étudier ainsi la phase du début.

Mme M... est une dégénérée, atteinte par la ménopause, qui a déjà subi plusieurs internements pour troubles maniaques intermittents.

La dernière période d'excitation s'accompagne tout d'abord de tendances érotiques : propos obscènes, coquetterie, idées de mariage ; plus tard, la malade

a des rêves en rapport avec ses préoccupations génitales. Elle croit avoir des relations intimes pendant
la nuit et consécutivement à ses rêves déclare qu'elle
est grosse.

L'idée de grossesse se développe au moment
où la mentalité de la malade, débilitée déjà par de
nombreux accès d'aliénation mentale, vient d'avoir à
subir la fatigue d'une période d'excitation.

Elle se complétait, grâce à l'expérience maternelle de Mme M... qui avait eu une grossesse gémel-
laire, puis subi l'intervention du forceps ; et l'on
voyait la malade croire à l'existence de deux enfants
et à la nécessité d'une nouvelle opération, quand la
mort vint arrêter, dans son évolution, l'idée délirante.

Symptomatologie

Le délire de grossesse, tel qu'il se présente chez
les diverses malades que nous venons d'examiner,
se différencie des simples idées de gestation par sa
systématisation relative, sa fixité, sa durée.

Nous avons vu, en effet, ce délire se manifester
pendant 8, 10, 14 années, pour s'éteindre avec les
dernières lueurs de l'intelligence, lors de la déchéance complète de la mentalité ou même persister
jusqu'à la mort de la malade.

D'autre part, nous avons trouvé, dans tous les cas,
le délire de grossesse formé d'un ensemble d'idées
délirantes, sinon parfaitement systématisées, du
moins coordonnées dans la mesure où le permettait
l'affaiblissement des facultés psychiques.

L'idée de grossesse ne reste pas isolée, elle acca-

pare à son profit les autres éléments délirants et s'en
fortifie. Des hallucinations, des illusions, des interprétations fausses viennent la confirmer et la soutenir.

Enfin, il a de la stabilité, il ne varie pas ou ne
subit que des modifications superficielles. Il prend,
au début, un aspect qui restera stéréotypé jusqu'au
jour de sa disparition et semble avoir, dès sa naissance, tous les caractères de la chronicité.

Nous allons, maintenant, étudier plus longuement
les divers symptômes du délire de gestation. Le
symptôme le plus caractéristique est la présence de
l'idée spéciale qui a donné au délire son nom, l'idée
de grossesse. Elle peut revêtir ici les différents aspects que nous avons examinés au début, mais le plus
souvent elle se présente avec une forme spéciale.
Non seulement la malade est enceinte d'un enfant,
mais celui-ci, confiné dans le ventre maternel, pendant de longues années, continue son développement; c'est bientôt un jeune bébé qui parle, se plaint,
pleure, pince, griffe, grince des dents ; il a des
caprices, des désirs, des volontés qu'il transmet à
sa mère, c'est une *personnalité nouvelle* qui se forme
et se différencie.

Il n'y a pas de doublement de la personnalité, mais
adjonction au moi primitif, d'un moi accessoire, relié
au premier par les relations de la plus étroite parenté.

On pourrait rapprocher cet état du délire de possession, mais ici, l'être qui vit dans le corps de la
malade n'est pas un ennemi, un démon, il n'impose
pas, à la possédée, la présence d'un être abhorré,
il ne s'accompagne pas de réactions dépressives ; ce

n'est pas une possession douloureuse, pénible, mais au contraire une joie, un bonheur ; la grossesse est pour la mère un sujet d'orgueil et de satisfaction.

En effet, on trouve toujours dans le délire de grossesse des idées de grandeur qui sont très souvent de caractère religieux. L'enfant, dont la malade est enceinte n'appartient pas au commun des mortels, il est appelé à une vie glorieuse, c'est le fils de Dieu, c'est Jésus-Christ, c'est le « petit Jésus ». Cette appellation mystique, sous laquelle on dénommait plusieurs de nos malades, dans le quartier où depuis longtemps elles parlaient de leur divin enfant, semble condenser toutes les grandeurs qu'avait pu enfanter, pour leur progéniture, des femmes de mentalités affaiblies ; elles ne pouvaient concevoir de titre plus grand que celui de fils de Dieu.

Cette teinte mégalomaniaque de la gestation est presque toujours un reflet des idées de grandeur que la malade avait exprimé tout d'abord, à son propre sujet avant d'en faire participer son enfant.

Les unes étaient filles de rois ou d'empereur, les autres chargées de hautes missions avant que l'idée de grossesse ne soit apparue, en sorte que l'enfant de telles mères ne peut être désigné pour une humble situation, mais a droit au sort le plus brillant.

Il faut aussi signaler la fréquence des idées hypochondriaques qui ont parfois une action directe sur l'idée de grossesse. Les pseudo-mères se plaignent de maux bizarres, de douleurs multiples, elles tombent dans l'hypochondrie la plus accentuée, elles sont « bouchées » et alors, par une sorte de choc en retour, l'enfant est également atteint, il souffre et se plaint, ou bien il est pourri, il est mort. La mère réclame des soins particuliers, une alimentation réconfortante, une intervention qui hâte l'accouchement pour sauvegarder la santé et la vie de l'enfant, ou bien une opération qui la délivre du petit cadavre qui l'empoisonne.

On rencontre, enfin, des troubles sensoriels. Ce sont les illusions et les hallucinations auditives et génitales, elles correspondent à deux ordres de phénomènes par lesquels l'enfant manifeste sa présence ; la malade sent sa progéniture remuer, griffer, pincer, etc., et, d'autre part, elle l'entend parler, rire, pleurer, etc.. Il ne faudrait pas, cependant, exagérer la fréquence des hallucinations sensorielles, une analyse plus minutieuse de certaines manifestations accusées par la malade et considérées à un examen superficiel comme des hallucinations, démontre que ce sont des illusions ou de simples interprétations délirantes.

C'est ainsi que les pseudo-hallucinations génitales sont la plupart du temps basées sur des sensations abdominales réelles que la malade explique par la présence de son enfant. Quant aux hallucinations de l'ouïe, elles ont une réelle importance, elles ne manquent jamais dans le délire de grossesse et ont toujours pour objet l'enfant. Elles peuvent se présenter sous deux formes différentes : tantôt c'est l'enfant que la mère entend, il parle, tient conversation, dit ses besoins, exprime ses plaintes ; tantôt c'est la voix de Dieu ou d'un autre grand personnage qui apprend, à la mère, le sort magnifique réservé à son fils.

L'étude clinique du délire de grossesse serait incomplète si nous ne signalions les réactions de la malade à la suite des différents symptômes que nous venons de passer en revue.

Ces réactions sont de deux ordres : générales et spéciales. Les réactions générales peuvent être diverses : d'ordinaire le délire de grossesse s'accompagne d'un état de satisfaction, de béatitude en rapport avec les idées de grandeur, mais souvent, aussi, cette quiétude est troublée par des préoccupations hypochondriaques. Les malades sont inoffensives.

Les réactions spéciales sont moins variables, plus intéressantes aussi, car elles constituent dans l'aliénation mentale, la réviviscence de l'instinct maternel pendant la période de la gestation.

Dans le délire de grossesse, les malades s'entourent de toutes les précautions qui peuvent épargner à l'enfant qu'elles portent, les heurts, les chocs, les coups ; on les voit éviter leurs compagnes agitées et violentes, gémir dès qu'on les bouscule. Leur sollicitude maternelle est entretenue par les hallucinations de l'ouïe. L'enfant se plaint, et la mère prévenante cherche à faire cesser ses souffrances ; elle demande une nourriture plus substantielle, des vins réconfortants, l'intervention d'un accoucheur, etc..

Parfois la malade prend une attitude spéciale pour ne pas nuire à sa progéniture, elle marche les jambes écartées, le ventre en avant, les bras éloignés du corps.

Evolution clinique. — Pronostic.

Nous venons d'étudier l'aspect symptomatique du délire de grossesse à sa période d'état ; il nous reste maintenant à voir comment il arrive à se constituer, comment il évolue.

Le délire de grossesse n'est jamais primitif; chez tous les malades que 'nous avons pu observer il était secondaire et consécutif à des troubles mentaux de durée parfois longue. Toujours on constate avant son apparition, de la faiblesse mentale et de l'érotisme, ce sont là, pourrait-on dire, deux antécédents nécessaires et suffisants.

La faiblesse mentale est le plus souvent acquise, fréquemment aussi elle est précédée de débilité mentale congénitale.

L'affaiblissement intellectuel constitue un terrain favorable à l'éclosion et au développement des idées délirantes les plus absurdes. Le trouble profond de la perception des sensations et de l'association des idées, l'abolition de toute critique et de tout contrôle laisse le champ libre aux interprétations les plus extravagantes. L'idée délirante peut surgir alors à la faveur des moindres incidents extérieurs, rien ne s'opposera à son développement.

L'érotisme, en maintenant l'attention tendue sur la sphère génitale, facilite l'éclosion du délire. Le plus souvent il est consécutif à un rêve ou à une hallucination hypnagogique, à des relations sexuelles imaginaires.

Il ne nous a pas semblé que le délire ait besoin,

pour naître et se développer, d'une lésion des organes génitaux ou abdominaux, d'un point de départ
organique qui lui serve de base. Lésion et délire
peuvent coexister sans être unis par des relations de
causalité et d'autre part la lésion ne peut contribuer
à la détermination du délire qu'à la faveur de l'affaiblissement intellectuel.

Au début du délire de grossesse les hallucinations
et les illusions génitales prédominent, la malade se
dit enceinte, sent les mouvements du fœtus, désigne
le père. Les hallucinations auditives peuvent exister ;
la pseudo-mère entend la voix de Dieu, du Saint-
Esprit, du père qui lui parlent de son fils, lui disent
les hautes destinées qui l'attendent.

Dans une seconde période, les hallucinations auditives sont plus importantes, en même temps que
les troubles sensoriels génitaux persistent. L'enfant
manifeste sa présence, non plus seulement par une
vague mobilité ; il griffe, il pince ; de plus, il parle,
se plaint ; sa personnalité se complète, se différencie,
c'est la période d'état. Il persiste ainsi, tandis que
la malade donne de la longue durée de sa gestation
les explications que nous avons vues.

Plus tard, le délire tend à se limiter, il se stéréo-
type, ne subit plus aucune modification, jusqu'au
jour où il disparaît avec les dernières lueurs de la
vie psychique.

Cependant, il peut finir d'une façon différente.
Nous l'avons vu chez l'une de nos malades, M\u1d50\u1d49 R...,
se terminer par un accouchement qui se serait produit à son insu. Ce dénouement est donc possible, il

doit être rare et peut s'expliquer dans le cas particulier par le caractère spécial de l'affaiblissement intellectuel d'origine alcoolique et conséquemment susceptible d'amélioration.

Ces notions sur la symptomatologie, l'origine et
l'évolution du délire de grossesse nous permettent
maintenant de rechercher quelle est sa signification
phsychologique et quelles indications pronostiques
sa présence peut fournir.

Le délire de grossesse peut être considéré comme
une manifestation délirante de l'affaiblissement intellectuel. Le caractère absurde, les troubles du sentiment de la personnalité qui l'accompagnent, la puérilité et la niaiserie des interprétations auxquels il
donne lieu, la coexistence d'idées de grandeur sont
les meilleures preuves d'une profonde désagrégation
mentale. Les observations confirment d'ailleurs cette
opinion. De plus, il peut être, en général, considéré
comme un signe de chronicité et d'incurabilité ; mais
cette appréciation ne peut être faite sans réserves.
Dans de rares cas, en effet, le délire de grossesse
s'est développé sur une mentalité affaiblie, mais susceptible d'une certaine amélioration, comme nous
l'avons vu chez une alcoolique.

Idée de grossesse dans la paralysie générale.

Ce fut surtout dans la paralysie générale que Toulouse signala les idées de grossesse. Sans vouloir
les regarder comme pathognomoniques, il insista sur
leur fréquence particulière dans cette maladie.

Les idées de grossesse ont, dans la paralysie générale, des caractères spéciaux.

Le plus saillant est l'absurdité extrême, l'incohérence absolue du délire. Un homme prétend avoir
accouché, par l'anus, d'un enfant qu'il aurait porté
neuf mois, tout comme une femme. Une autre malade assure que sa matrice a des propriétés procréatrices extraordinaires, elle fait continuellement des
enfants dont elle accouche à chaque minute, etc... Un
second caractère est la mobilité.

Un jour, une malade raconte que sa nature magnifique enfante partout et sans cesse, le lendemain elle
assure qu'elle est la Sainte Vierge, plus tard elle
porte de « petits merlans » dans le ventre.

Un troisième caractère est la diffusion des idées
qui, mobiles déjà par elles-mêmes, s'entremêlent
avec des idées délirantes absolument dissemblables.
Enfin ces idées sont contradictoires soit entre elles,
soit avec celles de formules différentes.

Ces caractères sont dus à ce que les lésions anato-
miques de la méningo-encéphalite entraînent l'arrêt
des associations cérébrales à la suite duquel, selon
le mot de M. Marillier (1) « la conscience est cloison-
née en un nombre infini de compartiments qui ne
peuvent communiquer ». Les idées les plus absurdes
et les plus contradictoires peuvent alors coexister
car « elles ne se heurtent point, parce qu'à vrai dire
elles ne peuvent se toucher ».

Les idées de grossesse se rencontrent surtout à la

____

(1) MARILLIER. — Du rôle de la pathologie mentale dans les recherches
psychologiques in Revue philosophique 1893,

période d'état et coïncident avec l'euphorie, les idées
de satisfaction, de grandeur, de richesse. Elles sont
généralement de forme expansive. Dans quelques
cas elles ont un ton dépressif et se trouvent mêlées
à des préoccupations hypochondriaques ou à du
délire mélancolique. Plus fréquemment que dans les
autres maladies mentales on trouve dans la paralysie
générale l'idée de gestation chez les hommes.

Enfin, l'idée délirante de parturition, une des
formes les plus absurdes et les plus niaises, est aussi
souvent observée.

Il eut été intéressant de déterminer les causes qui
semblent, chez les déments paralytiques, déterminer
l'éclosion des idées de grossesse, l'insuffisance de
nos documents ne nous a pas permis de faire cette
étude que nous nous contenterons d'indiquer. Nous
avons pu remarquer seulement que la prédisposition
héréditaire, qui manque rarement chez les paralytiques à forme délirante, était toujours accentuée
chez les malades qui présentaient des idées de gestation.

OBSERVATION XV

(Recueillie à l'asile de Maréville.)

Mlle F... Céline, 34 ans, atteinte de paralysie générale
progressive. On constate chez elle de l'inégalité pupillaire avec
paresse des reflexes à la lumière et à l'accommodation, du tremblement des mains et de la langue, de l'embarras de la parole
et un affaiblissement intellectuel marqué. Elle présente de
l'exagération du sentiment de la personnalité, des idées de
grandeur et du délire de grossesse. Elle est très belle, elle a

été mariée à 15 ans avec un député noble, M. de....., maire d'une ville très importante. Elle est enceinte de lui depuis deux mois, son enfant est une petite fille. Ces idées de grossesse furent d'ailleurs de courte durée et disparurent au bout d'une semaine.

OBSERVATION XVI

(Recueillie à l'asile de Maréville.)

Mlle L..., 36 ans, atteinte de paralysie générale progressive accusée par de nombreux signes physiques et psychiques. Présente des idées de grandeur, de persécution, des préoccupations hypochondriaques et du délire de grossesse. C'est elle qui fabrique toutes les maisons, et à mesure qu'elle les fabrique on les lui mange, parce qu'elles sont en sucre. J'avais, dit-elle, des châteaux magnifiques, on m'a tout pris. Ma nature magnifique enfantait partout, mais je ne pouvais pas avoir mes enfants parce qu'on me les prenait. La nature m'en donnait tous les jours, mais tout le monde me les prenait à mesure. Il y a des dames qui sont en moi, qui se mettent dans mon ventre et m'empêchent de nourrir les enfants que je porte. Je suis la Sainte Vierge, je vis depuis des années et des années dans l'enfer.

Plus tard, elle dit être successivement Jeanne d'Arc, l'Impératrice Eugénie, Madame Récamier, déclare qu'elle a « de petits merlans dans le ventre », et quand elle s'est gâtée, refuse de se laisser changer pour qu'on n'emporte pas ses « petits merlans ».

Chez ces deux malades, les idées de gestation apparaissent au milieu d'autres conceptions absurdes ; elles sont d'une parfaite niaiserie, n'ont pas la moindre coordination et varient dans leur formule durant leur existence.

Elles naissent, puis s'éteignent avec une égale rapidité et ne constituent qu'un épisode sans importance.

OBSERVATION XVII

(Recueillie dans le service de M. le Dr VERNET, à l'asile de Maréville.)

K..., 41 ans, est atteint de paralysie générale.

Placé à l'asile de Maréville en mars 1901, il présente en dehors des signes somatiques de la méningo-encéphalite diffuse, de l'affaiblissement des facultés intellectuelles et de l'excitation maniaque avec exagération du sentiment de la personnalité. Loquacité intarrissable, idées absurdes de grandeur, de richesse et de puissance.

En juillet, il se produit de la rétention d'urine, la vessie ne se vide que par regorgement, le malade se plaint de vives douleurs dans le bas-ventre.

En août, ces troubles physiques disparaissent en même temps que l'état mental s'améliore, le malade est rendu à sa famille.

Il rentre le 13 décembre 1901. Les signes somatiques de paralysie générale n'ont pas varié, l'affaiblissement intellectuel ne s'est pas modifié notablement, mais l'aspect du malade est entièrement transformé. Au lieu de l'euphorie et de l'excitation intellectuelle du premier internement, on constate une dépression physique et psychique profonde, des idées de culpabilité, d'indignité, d'humilité, et sous leur influence du refus des aliments ; il présente aussi du délire hypochondriaque : « Il est un misérable, il a volé, il est indigent ; tout est trop luxueux, sa gorge est bouchée, etc.

En janvier 1902, les idées délirantes se sont maintenues sans changement, de plus, les troubles vésicaux sont reparus ; il y a rétention d'urine, douleurs dans la région hypogastrique ; il faut sonder le malade. A cette même époque, on remarque des idées de grossesse. K... croit avoir un enfant dans le ventre, il en parle sans cesse, le sent remuer, le voit se dessiner à la surface de son abdomen, appelle les infirmiers pour le leur montrer, le faire sentir, et s'étonne de l'incrédulité de son entourage. Cette conception fausse persista pendant 2 mois. K... succomba en août 1902, à une broncho-pneumonie.

Dans cette observation, l'idée de gestation a une fixité plus grande et une durée plus longue (2 mois), de plus, elle se produit chez un homme. Enfin, contrairement à la généralité des cas, elle est de ton dépressif. Son étiologie n'est pas moins intéressante, c'est à la suite de troubles vésicaux que le malade, dont l'attention avait été attirée par la douleur sur les organes abdominaux, a déclaré à son entourage qu'il portait un enfant. L'idée de grossesse a donc un point de départ organique qui a suscité l'interprétation la plus niaise et la plus absurde.

OBSERVATION XVIII

(R. Lalanne, *Thèse, Paris*. Les exhibitionnistes.)

Eugénie X..., 32 ans, ancienne fille galante, aujourd'hui mariée à un riche fabricant de chapeaux, placée d'office pour exhibition de ses seins à la terrasse d'un café du boulevard.

Eugénie X... appartient par sa mère hystérique à une famille névropathique. Elle-même est devenue hystérique au moment de la puberté, qui s'est produite chez elle de très bonne heure. Elle a eu un développement physique très précoce : à 12 ans, elle était déjà femme par la conformation du corps. D'un autre côté, en même temps que cette précocité physique, se manifestait une précocité génitale très accusée ; elle allait déjà avec les garçons et était surprise par sa mère en train d'essayer le coït.

A 15 ans, elle quittait sa famille pour suivre un jeune homme d'une position modeste qui, au bout d'un an, l'abandonnait sans ressources. Repoussée de chez elle, elle dut, pour vivre, n'ayant jamais appris aucun métier, se livrer à la prostitution ; elle avait alors 16 ans.

A 18 ans, elle attrapa une syphilis qui paraît avoir été bénigne et bien soignée, car si nos renseignements sont exacts, et nous avons lieu de le croire tel, elle n'en a pas souffert par la suite. Quoiqu'il en soit, peu après sa sortie de l'hôpital, elle eut la chance, qui jusqu'alors lui avait fait défaut, de trouver un protecteur sérieux qui lui fit une existence de luxe et de plaisir.

A partir de ce moment, comme elle était à la fois jolie de visage et belle de corps, elle occupa une des premières places parmi les filles galantes et mena l'existence ordinaire de cette condition. Il en fut ainsi jusqu'à 30 ans, quand elle rencontra un jeune homme de 28 ans, riche fabricant de chapeaux, qui s'éprit follement d'elle et l'épousa, convaincu de la réhabiliter par le mariage.

Un an après, elle devenait paralytique générale. Ainsi que nous l'avons dit plus haut, la syphilis qu'elle avait contractée à 18 ans, alors qu'elle était adonnée à la basse prostitution, bien soignée, ne s'était plus manifestée.

Jusqu'au début des accidents paralytiques, sa santé avait été bonne ; son hystérie elle-même ne l'avait pas trop tourmentée ; quelques grandes attaques par ci, par là, à la suite de soucis ou de violentes émotions.

Elle avait admirablement supporté l'existence de désordre et de plaisir qu'elle avait menée, et le fait est d'autant plus à noter que, très sensuelle, elle ne se ménageait nullement, goûtant tous les jours, avec frénésie, les voluptés du cabinet particulier et de l'alcôve ; elle buvait sec et beaucoup. Après son mariage, elle se transforma complètement ; d'ailleurs, ainsi que beaucoup d'autres prostituées, elle avait toujours eu

une secrète envie de l'existence de famille, .ainsi que: le vif
désir d'être mère. Ce détail a son importance, car nous ver-
rons tout à l'heure cette disposition particulière d'esprit se
refléter dans le délire exhibitionniste. Un autre point à révéler,
et qui joue également un rôle prépondérant dans la génèse de
son genre d'exhibition, est la beauté vraiment remarquable de
ses seins, qui avait fourni le sobriquet. ou qualificatif, que
dans la grande ville du Midi, où elle exerçait, il est d'usage
d'accoler au prénom de toute fille galante en vue : elle était
connue sous la dénomination « d'Eugénie beaux têtés ».

Durant la première année, la paralysie générale dont elle
était atteinte n'offrit rien de particulier : ce fut la symptôma-
tologie habituelle. Puis elle eut des idées de force physique ;
elle se crut douée d'un corps, non seulement exceptionnellement
beau, mais encore exceptionnellement puissant, et elle arriva à
raconter que sa matrice avait la propriété extraordinaire de
produire spontanément des enfants à terme, et de les expulser
par une simple contraction des muscles du ventre ; pour nourrir ces nombreux enfants, ses seins étaient doués, disait-elle,
de la vertu, non moins merveilleuse, de secréter des flots de
lait : ils étaient énormes et beaux, et c'est ainsi qu'elle fut
amenée à les exhiber pour montrer la réalité de .ses. asser-
tions. Il n'y avait donc rien d'érotique dans cette exhibition
qui avait plutôt, peut-on dire, un caractère maternel. Son seul
but était de faire constater leur beauté et leur sécrétion lactée.
Un jour, on commit l'imprudence de la laisser sortir seule,
elle se rendit à la terrasse d'un des grands cafés du boulevard,
qu'elle fréquentait. au temps de sa vie galante, et là, elle se fit
arrêter en exhibant ses seins aux consommateurs, qu'elle mettait au courant des propriétés génératrices de son corps. A
l'asile, la malade continua, durant plus d'un an, ses exhibi-
tions mammaires. Comme elle était arrivée, sans aucun renseignement, et que dans la journée, elle avait eu. une crise
d'hystérie, on la crut d'abord atteinte de folie hystérique, et tel

fut le diagnostic porté, en effet, au certificat de vingt-quatre heures. Mais il ne fut pas difficile, par la suite, de redresser cette erreur, car la symptomatologie physique et psychique était des plus nettes. La malade s'asseyait sur les bords d'une chaise, les cuisses écartées, une jambe relevée ; dans cette position, qu'elle conservait des heures entières, et qu'elle devait prendre pour permettre la sortie des enfants, elle faisait à chaque minute un effort d'expulsion accompagné d'un bruit de gosier. Elle prétendait que chacun de ses efforts donnait issue à un bébé à terme, qu'elle nourrissait facilement avec le lait abondant de ses seins, seins qu'elle exhibait aussitôt.

Chez cette hystérique, contrairement à la doctrine qui établit une sorte d'antagonisme entre l'hystérie et la paralysie générale dont l'évolution se trouverait retardée du fait de la névrose, la maladie évolua assez vite. La malade était à peine depuis un an à l'asile, qu'à la suite de plusieurs congestions cérébrales, elle devint complètement gâteuse et démente. A ce moment, le délire d'enfantement disparut, et avec le délire, l'exhibition des seins.

Dans cette observation, l'idée de grossesse s'est développée chez une femme qui a des antécédents héréditaires et personnels névropathiques, ainsi d'ailleurs qu'il est souvent observé chez les paralytiques délirantes. Le délire est d'une absurdité exagérée par son caractère mégalomaniaque, mais n'est pas dépourvu d'une certaine coordination. Il n'y a pas de grossesse, la gestation est quantité négligeable. La matrice produit incessamment et instantanément des enfants ; le délire est parturient : les accouchements se succédant de minute en minute. Les seins, pour suffire à l'allaitement d'enfants si nombreux, ont une infinie puissance de sécrétion lactée. Les réactions méritent aussi d'attirer notre attention. Ce sont elles qui ont exigé l'internement de la malade, Eugénie X... prend une position particulière pour faciliter la parturition et exhibe ses seins pour en montrer l'excellence.

On peut remarquer aussi que la teinte mégalomaniaque du délire s'applique, non pas aux enfants, mais à la mère, dont les organes ont des facultés merveilleuses.

OBSERVATION XIX

(Thèse, Bordeaux 1901. Félix AUCHIER. — Contribution à l'étude des rapports de la paralysie générale et de la dégénérescence)

Henri S..., dit G..., âgé de 43 ans, est entré le 30 janvier 1894, dans le service du Docteur MAGNAN. — D'aspect juvénile, de physionomie rêveuse et efféminée, S... prend constamment des poses langoureuses, inclinant la tête avec des regards obliques, poussant de temps à autre de petits soupirs : sa voix est molle et doucereuse, son langage mièvre et enfantin, rappelle plutôt celui d'une jeune fille ; il tient ses cheveux longs, divisés jusqu'au milieu et tombant des deux côtés comme des bandeaux de femme ; il rase soigneusement sa barbe et sa moustache, d'ailleurs peu touffues. Le cou est rond, les épaules sont étroites, le thorax globuleux à sa partie supérieure, s'évide, s'amincit vers la taille, comme chez les femmes habituées au port du corset. Les seins sont saillants et légèrement coniques, les hanches larges, les cuisses arrondies. L'ensellure lombaire est très marquée, la peau est blanche et glabre. Enfin, la complexion a un caractère féminin assez marqué, bien que les organes génitaux ne présentent aucune anomalie et soient même assez développés.

Il était âgé de 15 jours à peu près, quand il fut trouvé en 1851 à Jersey, sur les marches de l'église. On n'a jamais rien su de ses parents. Il eut, vers sept ans, une fièvre typhoïde très grave qui ne fit sans doute qu'exagérer ses tares natives.

. . . . , ...

Toujours timide, efféminé, peu entreprenant, il avait horreur des jeux bruyants, des garçons de son âge, il ne se plaisait qu'aux jeux de petites filles, s'amusant avec des chiffons. A quatorze ans, il joue encore à la poupée, apprend la tapisserie et le crochet.

Mis en apprentissage chez un chapelier d'une ville voisine, il a, pour la première fois, à 15 ans, des relations avec un homme. Le comptable de la maison l'emmène un soir dans sa chambre, et, après quelques préambules amoureux, le pédéraste. S... ne se révolte pas, il trouve cela tout naturel. Son partenaire ayant voulu se livrer sur lui, à plusieurs reprises, à quelques caresses onanistes, S... n'éprouve aucune sensation agréable ; le reste lui faisait, au contraire, énormément plaisir.

Venu à Paris à 16 ans, le malade entre successivement dans plusieurs imprimeries en qualité d'ouvrier typographe. Et au moment où il était arrêté, dans les circonstances que je décrirai plus tard, il était sorti d'une maison où il travaillait depuis vingt ans comme compositeur.

Dès les premiers temps de son arrivée à Paris, S.... s'est livré à la pédérastie ; il a vécu maritalement avec un grand nombre d'individus qu'il appelle ses amants. Il a presque toujours joué le rôle passif ; il éprouve une sorte de dégoût pour la masturbation qu'il déclare inconvenante. « Par derrière, dit-il, c'est très différent, et tous mes amants me faisaient comme on fait à une femme. » Il se livrait d'ailleurs à toutes leurs fantaisies et a pratiqué, sur un grand nombre d'entre eux, l'onanisme buccal. Quant à lui, il se laissait rarement toucher, sinon pour les pratiques de pédérastie, dont il parle avec transport.

En face des femmes il a toujours éprouvé une frigidité presque complète ; il n'a jamais eu de relations sexuelles avec aucune.

. . . .

Il cherche par tous les moyens possibles à ressembler à une femme. Il se fait appeler « Henriette ». Tous mes amis me disent : « Ma petite Henriette. » J'aime ça, parce que c'est plus affectueux. « Th.... me rendait « heureuse » ; quand il était sur moi, je n'aurais jamais pu être un homme. » — Il écrit aussi : « Cela m'aurait été pénible d'être toujours toute seule », j'ai trouvé Jean T.... qui m'a proposé d'habiter avec lui et qui m'a fait comme à sa femme. » — Cette sexualité opposée s'impose aussi bien à ses habitudes, à ses habillements. Depuis longtemps il s'habille en femme ; il porte des corsets recouverts de surah, des bas de soie rose avec des jarretières roses, des pantalons, des chemises de femmes.

Chez lui, il est toujours enveloppé d'un long peignoir rose, sanglé d'une cordelière de même couleur, et sous ce peignoir, il est tout nu, « prêt à faire l'amour. »

. . . .

Il ne fume jamais, ne boit jamais que des liqueurs peu chargées en alcool *(anisette, raspail) ;* sa vie sociale est celle d'une prostituée ; quand il n'a pas d'amant attitré, il parcourt, habillé en femme, les brasseries, les établissements de nuit, les concerts, les salles de dépêches des grands journaux, cherchant à racoler les hommes. « Paris, dit-il, est cousu de pédérastes. » Il est allé, habillé en ballerine, à un bal masqué, d'où il est revenu accompagné d'un homme. Pas de syphilis, pas d'alcoolisme.

. . . .

Dans le courant de 1903, il avait rencontré dans une brasserie le nommé Jean T..., ils s'étaient entendus pour vivre ensemble. Jean travaillait et l'entretenait. Un soir, S... rentrait se coucher, mais au lieu de gagner la chambre de son ami, il se trompa d'étage et alla se mettre dans le lit d'un ménage ouvrier qui le fit arrêter. C'est que depuis déjà quelque temps ses facultés commençaient à baisser, et vers le début de 1893 il s'était fait renvoyer de son imprimerie pour négligences continuelles dans le travail. Actuellement, sa mémoire affaiblie et une curieuse malléabilité de caractère, rendent ses réponses peu précises. Il sait la date du mois, de l'année, du jour même, mais il ne peut que difficilement localiser dans le temps, et n'a qu'une notion confuse du temps écoulé. Habituellement apathique, il s'anime dès qu'il parle de ses amours contre nature. Il a quelques conceptions délirantes qui plongent leurs racines dans ses habituelles préoccupations et empruntent à son affaiblissement intellectuel leur caractère contradictoire et leur peu de ténacité. Il a cru accoucher par derrière d'un enfant, mort aujourd'hui et qu'il aurait, semblablement à une femme, porté neuf mois. Comme troubles somatiques, il a de l'inégalité pupillaire et quelques hésitations de la parole.

Le malade sort du service de M. Magnan et passe à la clinique le 6 mai 1875. Il est gai, parle volontiers de ses habitudes et manifeste plusieurs idées délirantes dans lesquelles se révèlent très nettement son caractère féminin ; il doit se marier très prochainement avec M. Victor L... ; le mariage aura lieu en l'église Saint-Lambert, à Vaugirard. On fera des lettres de faire-part ainsi conçues : « Nous avons l'honneur de vous inviter à la bénédiction nuptiale que nous recevrons le 16 avril 1896, à l'église Saint-Lambert et qui unira M. Victor L... avec Mlle Henriette S... »

Il écrit à son fiancé et termine sa lettre par ces mots : « De bons baisers, mon adoré fiancé, ne me laisse pas dans l'inquiétude ». — Il est grand temps qu'il s'occupe de sa toilette de mariée ; il raconte de nouveau qu'il a accouché par derrière d'un enfant ressemblant à son père, qui est menuisier. Il a donné 20 francs à la sage-femme.

A ce délire féminisé et puéril, se joint un affaiblissement

intellectuel considérable. Le malade n'est plus capable de faire une addition sans faute. Sa mémoire est nettement affaiblie. Les pupilles inégales présentent le signe d'Argyll Robertson ; les reflexes patellaires sont exagérés ; on constate de fréquents accrocs dans la parole.

Au début de 1896, une sédation se produit dans son état. Le malade demande à travailler ; on l'occupe comme tailleur, et pendant plusieurs mois, il s'acquitte assez bien de sa besogue. Mais au commencement de 1897, son travail devient de plus en plus défectueux, l'état démentiel s'accentue, bien que les idées délirantes persistent avec un caractère croissant de mobilité et de contradiction ; il va épouser un grand artiste, il invitera tous les infirmiers à sa noce.

En novembre 1897, l'affaiblissement du malade est tel qu'il ne quitte plus son lit. Tremblement généralisé, gâtisme complet et permanent.

En janvier 1898, la parole devient de plus en plus incompréhensible. La déchéance physique et intellectuelle s'accentue de plus en plus et le malade meurt le 23 mars 1898.

L'autopsie démontre les lésions caractéristiques de la paralysie générale.

Le développement de l'idée de grossesse chez Henri S... n'est pas dû, comme dans l'observation masculine que nous avons déjà rapportée, à une lésion des organes abdominaux. Il est la conséquence logique, pourrait-on dire, de l'inversion sexuelle du malade. Ce pédéraste passif, déjà féminisé avant l'apparition de la paralysie générale, a pu, à la faveur de la démence paralytique, pousser à l'absurde sa transformation sexuelle et affirmer la réalité de plusieurs grossesses et plusieurs accouchements. Les habitudes de pédérastie ont déplacé le lieu de la conception qui s'est confondu avec l'organe du coït : le rectum du malade est sa matrice, il accouche par l'anus.

***

Des idées de grossesse
dans la dégénérescence intellectuelle.

***

Les idées de grossesse ne sont pas rares dans les différentes formes délirantes englobées sous le terme général de délire des dégénérés, mais elles sont particulièrement fréquentes chez les débiles et les imbéciles.

On sait que chez les dégénérés les idées délirantes ont un mode d'apparition caractéristique. Elles apparaissaient avec une étonnante brusquerie et sans préparation aucune. En quelques jours, en quelques heures, d'un instant à l'autre, elles se font jour parfois au milieu du calme le plus complet et sans qu'on puisse les rattacher à une cause quelconque.

Les idées de grossesse ont, dans la dégénérescence mentale, cette évolution spéciale ; elles prennent place dans le délire polymorphe à côté des idées de persécution, de grandeur, mystiques ou hypochondriaques.

Les idées mystiques et les idées de persécution, avec hallucinations génitales, se rencontrent le plus fréquemment avec les idées de gestation.

Ces idées délirantes atteignent parfois un certain degré de systématisation, rarement elles ont une durée et une fixité semblable à celle du délire de grossesse tel que nous l'avons décrit.

Le plus souvent elles disparaissent avec la même rapidité qu'elles s'étaient développées et sans laisser aucune trace.

Chez les débiles et les imbéciles qui ont une aptitude spéciale à l'absurde et arrivent d'emblée à des conceptions délirantes, qui semblent dénoter une chronicité avancée, les idées de grossesse trouvent un terrain des plus favorables.

Chez eux les idées de grossesse peuvent réaliser le type du délire de grossesse ; le plus souvent elles sont peu durables et n'ont qu'une coordination précaire.

OBSERVATION XX

(Due à l'obligeance de M. le Docteur R. Lalanne)

Mlle C. R.., âgée de 44 ans. Dégénérescence mentale. Délire polymorphe, hallucinations sensorielles multiples, trouble de la sensibilité générale ; idées mystiques de persécution. Idées d'enfantement. — Périodes de confusion mentale.

Déjà traitée, de septembre 1893 à février 1894, à l'asile de Steinbach, près Sarreguemines : elle aurait présenté de l'excitation maniaque avec hallucinations de la vue et prédominance d'idées mystiques. Ses hallucinations étaient souvent terrifiantes ; elle voyait le diable et courait après lui pour le chasser.

Sortie guérie, elle ne présenta plus de troubles au point de vue mental jusqu'en 1903. Mais dans l'intervalle elle se laissa séduire par un jeune homme qui lui promettait le mariage et eut un enfant naturel, mort d'ailleurs de convulsions, quelque temps après sa naissance.

En mai 1903, elle commença à paraître bizarre, et bientôt se manifestèrent des idées de persécution avec hallucinations de l'ouïe. Elle entendait constamment des voix bonnes et mauvaises qui la conseillaient et la dirigaient.

A l'asile, elle présenta un délire très polymorphe, avec alternatives d'excitation et de dépression, des hallucinations sensorielles multiples, surtout de l'ouïe, des troubles de la sensibilité générale, des illusions et interprétations délirantes avec préoccupations mystiques et quelques idées de persécution. Pendant plusieurs jours même, elle fut très confuse, restant en extase pendant des heures entières, refusant toute nourriture et présentant du gâtisme. Après cette période d'exacerbation, elle redevient moins troublée : c'est à ce moment qu'elle nous annonça qu'elle était enceinte de l'Esprit-Saint, tout en se disant réglée bien régulièrement.

Elle prétendait d'ailleurs que ce n'était pas la première fois et que cette grâce divine, ce mystère, était une faveur exceptionnelle à laquelle elle attachait beaucoup de prix. Elle ne cesse pas, pendant plusieurs jours, de se préoccuper de son état de grossesse, prenant des précautions et annonçant l'événement à sa famille, en demandant sa sortie pour avoir le temps de préparer la layette.

« Chère mère,

« Veuillez avoir la bonté de venir me chercher le plus tôt possible, car je me trouve dans une position intéressante par l'opération de l'Esprit-Saint, et voudrais être près de vous, car ici, je ne peux satisfaire mes désirs. C'est pourquoi je vous prie de ne pas me laisser plus longtemps, car je deviendrais malade. Il faut que je m'occupe pour me préparer une layette et tout ce qu'il me faut lorsque le moment sera venu, car à Sainte-Anne, je n'ai pas ce que je désire et moi seule sais ce qu'il me faut. Premièrement, je ne veux pas me serrer pour me faire du mal. A tout prix, il faut que je sorte d'ici, car je ne veux pas donner de la honte à la maison. Donc, je vous

attends le plus tôt possible. Lorsque je serai près de vous je
déciderai ce que j'aurai à faire.

« Je vous attends le plus tôt possible. Votre fille qui vous
aime tendrement.

« C. R... »

Elle sentait remuer sa progéniture et remerciait l'Esprit-
Saint de l'avoir choisie comme « son lieu de délectation. » Elle
entendait bien qu'on disait autour d'elle que ce serait « l'Enfant de Sainte-Anne ».

Mais ces idées d'enfantement ne persistèrent pas, tout ce
délire évolua rapidement et la malade sortait guérie après un
traitement de trois mois.

OBSERVATION XXI

(Thèse HAMEL)

Am... Eugénie, 31 ans, déjà traitée. Entrée à Ville-Evrard
en juin 1889.

Le certificat de l'admission portait : dépression mélancolique ;
troubles de la sensibilité générale, idées de persécution, déjà
traité (Magnan).

Le certificat d'entrée de M. Febvré portait : délire de persécution, hallucinations ; actuellement tranquille. A observer.

Depuis, le délire a souvent varié avec des alternatives de
calme et d'excitation. Le dernier certificat de M. Febvré,
datant de 1891, portait : dégénérescence mentale, caractérisée
actuellement par des idées de persécution provoquées et entretenues par des hallucinations de l'ouïe, de l'odorat, du goût,
de la sensibilité générale, du sens génésique, par une excitation
mentale presque continuelle. Elle est insultée, violée, traitée
de prostituée, soumise à des substances narcotiques, etc.

Pas de renseignements sur les antécédents. La malade a été
mariée à 17 ans. Un enfant à 21 ans.

Actuellement, la malade a de l'excitation intellectuelle, une grande loquacité, une certaine incohérence dans la parole, des idées de persécution, des idées de grandeur, des troubles de la sensibilité générale et génitale.

Elle se plaint que toutes les nuits on vient abuser d'elle, on lui fait des attouchements et des rapprochements sexuels. Elle n'éprouve pas ces sensations dans le jour, elle ne les tolérerait pas ; mais la nuit, on l'endort avec une éponge imbibée de chloroforme pour la violer.

Elle dit avoir été enceinte du médecin et du directeur, qui l'ont violée pendant son sommeil ; elle a d'ailleurs accouché régulièrement 9 mois après. Mais on lui a enlevé l'enfant pendant qu'elle dormait, on l'a mis aux enfants assistés, après lui avoir fait signer de force, étant endormie, une feuille d'abandon complet. Elle suppose que l'enfant doit vivre encore. Elle se plaint aussi que les surveillants la font coucher avec les chiens pour faire des métis.

Troubles de la sensibilité générale ; on l'épuise énormémeut, on fait des morts fictives sur elle, on lui arrache le cœur, etc.

Elle est la princesse de Sagan. Son père est né prince de Bismarck. Elle est de Saxe-Cobourg ; sa nièce est baronne de Morenheim ; son grand'père a été roi de Portugal et d'Allemagne. Elle a des biens dans tous les pays. Elle varie d'ailleurs beaucoup sur ces idées de grandeur, et se donne à différents moments, ainsi qu'à sa famille, des titres différents.

Il est impossible de fixer son attention, et elle tombe souvent dans des récits qui n'ont plus aucun rapport avec la question.

OBSERVATION XXII

(Contribution à l'étude historique et sémologique des délires religieux, R. HYVERT, — Thèse, Paris, 1899)

B... (Mathilde), veuve G..., âgée de 44 ans. Entrée le 22 juin 1882, dans le service de l'admission, à Sainte-Anne.

Père et mère morts d'apoplexie cérébrale, sœur et nièce faibles d'esprit. Elle-même, convulsions dans l'enfance. Plusieurs attaques d'hystérie depuis la puberté.

Antécédents peu précis sur l'évolution du début ; toutefois, il y avait là un terrain préparé (débilité mentale et hystérie), par suite, les idées mystiques, ambitieuses ont pu se développer plus rapidement ; à plusieurs reprises, idées de persécution, troubles de la sensibilité générale : « on l'abime, on la fatigue ».

Pratiques religieuses : communiait tous les jours, mais sans confession, quelquefois trois fois au pain et au vin (chez le père Loyson). Elle prétend avoir eu des relations avec le Christ qui est venu chez elle, sous la forme d'un homme blond d'une trentaine d'années ; il lui a montré « son soleil éclatant », il avait une ceinture lumineuse autour de la tête (auréole).

Le 3 avril, il s'est approché d'elle charnellement. Elle a eu l'honneur de boire dans son verre. Elle lui a confié quatre obligations de la ville de Paris qu'elle possédait. Elle ignore son adresse, mais elle n'est pas inquiète, le Christ ne veut pas la tromper.

Quelques jours plus tard, Dieu, le Père éternel, s'est présenté à elle sous la forme d'un homme de 45 ans, grisonnant. Elle a également cohabité deux fois avec lui : elle ne l'a plus revu.

Deux semaines après, le Saint-Esprit est venu, sous la forme d'un homme brun, de cinquante ans environ ; ils ont eu deux relations sexuelles. Elle n'affirme n'avoir eu, depuis la mort de son mari, des relations qu'avec ses hommes divins.

Le Christ comprend les trois personnes et elle est devenue l'épouse du Christ. Elle passait souvent ses nuits en prières et les anges venaient la réchauffer. Elle s'est vue environnée de l'ombre du Saint-Esprit avec deux anges de chaque côté et adorée par les anges.

Elle se dit enceinte des œuvres du Christ depuis le 3 avril.

Elle enfantera un enfant Jésus (le 27, les règles ayant reparu, elle raconta qu'on a fait disparaître le produit de la conception) ; le médecin qui a délivré le certificat d'entrée a désigné tout prosaïquement, ce commerce divin, sous le nom d'habitudes de prostitution.

Depuis six mois elle a eu plusieurs phases de violente excitation et de dépression. Aujourd'hui, elle est plus tranquille, mais les idées mystiques persistent. Elle voit le Christ spirituellement, son image apparaît, mais c'est comme une ombre qu'on ne peut pas saisir. Elle remplacera la Sainte-Vierge sur la terre.

OBSERVATION XXIII (Thomas)

Ja... Louise, débile, 28 ans, vivait très tranquille, employée à des travaux de ferme jusqu'au moment où il y eut une « mission » dans le village.

Sur la fin de cette mission, elle commence à délirer, en disant qu'elle était enceinte des œuvres de Dieu, qu'elle était Jeanne d'Arc, qu'elle portait dans son sein l'enfant Jésus, que c'était elle qui avait été choisie pour le mettre au monde une deuxième fois, etc. Dieu et les saints lui apparaissent. Elle ne cesse de chanter des cantiques, a des moments d'excitation.

OBSERVATION XXIV (Thomas)

Charl... (Jeanne), débile, 26 ans, raconte depuis longtemps qu'elle est enceinte de huit mois. « Regardez comme mon ventre a grossi, j'ai un ventre de huit mois. Mes seins sont devenus volumineux et douloureux, j'ai des maux de reins affreux.

C'est le capitaine Du... qui m'a mise dans cet état.

— Mais vous avez vos règles ? (en réalité elles sont très irrégulières).

— Non, répond-elle, c'est du sang de derrière, parce que je

suis « hémorroïde ! » (elle a, en effet, non seulement des hémor-
roïdes, mais encore un prolapsus utérin et de l'albuminerie) ;
je veux, continue-t-elle, que ce soit Mlle Julie B... (une infirmière) qui fasse mon accouchement, parce que j'ai confiance
en elle.

Cette histoire de grossesse est la seule série d'idées coordonnées qu'elle ait eue. En effet, elle est bavarde, tient des
propos puérils, se laisse impressionner par le premier objet
qu'elle voit ou la dernière parole qu'elle entend.

OBSERVATION XXV

(Recueillie dans le service de M. le Docteur Paris)

Mlle G... (Lucie), 38 ans, placée à Maréville, le 28 juillet 1903,
est atteinte d'imbécillité. Elle présente de nombreux signes de
dégénérescence physique : asymétrie faciale, lobules des oreilles
sessiles, voûte palatine ogivale, denture irrégulière, strabisme
convergent de l'œil gauche ; son niveau intellectuel est peu élevé,
elle sait à peine lire et écrire, ses raisonnements sont enfantins.
Elle parle un langage peu compréhensible en raison d'une arti-
culation défectueuse, Mlle G... a accouché, il y a plusieurs mois,
d'une fille, morte une semaine après sa naissance.

Dans le service elle est facile à diriger, s'occupe à des travaux
grossiers.

Le 30 juillet, elle se plaint à la visite de n'avoir pu dormir
parce que l'enfant qu'elle a dans le ventre remue sans cesse,
lui donne des coups de pieds, lui fait du mal.

Le 10 août, la malade réclame sa sortie, se lamente, elle
souffre continuellement le jour et la nuit, l'enfant qu'elle a
« dans le ventre » lui donne des coups de pieds, ce doit être un
garçon ».

A l'examen, les organes génitaux ne présentaient aucune
lésion, la menstruation est régulière.

Cette idée de grossesse s'est peu à peu atténuée, et dès la fin

du mois d'août, il fallait attirer l'attention de la malade sur ce
sujet pour qu'elle manifeste sa conception délirante.

Chez les débiles mentaux et les imbéciles mâles,
les idées de grossesse peuvent être le résultat d'une
sorte de suggestion.

Max Simon, dans les « *Maladies de l'Esprit* », cite
cette pathogénie spéciale : « On sait combien les
esprits faibles, qu'il s'agisse d'une faiblesse acquise
comme dans la démence, ou congénitale comme chez
les imbéciles, on sait, dis-je, combien ces sortes d'esprits sont susceptibles de suggestion. Un de mes
malades, offrant un extrême affaiblissement des facultés, éprouvait depuis longtemps déjà des douleurs
abdominales dont une tendance hypochondriaque lui
faisait exagérer la gravité, Or, comme ces plaintes
se répétaient souvent, ses camarades ne tardèrent
pas à s'en amuser et finirent par lui persuader que
ce qu'il ressentait était dû à la présence d'un enfant.
Cette idée ne germa que trop facilement dans l'esprit
de ce pauvre aliéné et y demeura assez longtemps.
Un autre aliéné, un imbécile, avait également fini
par adopter les folies qu'on lui débitait sur une prétendue grossesse, pour l'existence de laquelle de
vagues douleurs abdominales avaient servi de prétexte ; et comme on lui expliquait quelle devait être
chez un homme, dans une semblable situation, les
difficultés de la délivrance, ce malheureux, habituellement gai, était tombé dans une prostration marquée ».

Des idées de grossesse dans les délires systématisés chroniques de persécution ou religieux.

.Chez les délirants systématisés chroniques, les idées de grossesse apparaissent dans les périodes ultimes en même temps que les idées de grandeur se font jour et que l'affaiblissement intellectuel devient plus manifeste.

Nous examinerons successivement le mode d'apparition de l'idée de grossesse dans ces deux formes du délire chronique.

Dans le délire mystique, à la période d'état, les idées religieuses se compliquent toujours d'idées érotiques. Tous les auteurs modernes, ainsi que les anciens, ont signalé ce mélange bizarre et le professeur Ball considère comme « l'un des premiers caractères de la folie religieuse, le mariage intime des idées érotiques et mystiques ». Cette association est constante au point « qu'on pourrait croire que ce sont les mêmes cellules cérébrales qui président aux deux phénomènes. » Cette excitation sexuelle est particulièrement fréquente chez la femme et s'accompagne de sensations génitales parfois très précises et nullement mystiques. La malade attribue d'abord à l'influence du démon ses idées lubriques et ses sensations voluptueuses, elle s'applique à les chasser par la pénitence, le jeûne et les macérations ; elle a des moments de doute, de désespoir, de découragement.

Mais ces crises de découragement sont passagères et avec la systématisation progressive apparaissent, après un temps plus ou moins long, les idées de grandeur qui dissipent tous les doutes et toutes les angoisses. La malade devient le représentant de Dieu sur la terre, elle doit sauver le monde, assurer le triomphe de la religion dans l'Univers. Plus souvent elle est destinée à mettre au monde un nouveau Christ, elle est la mère de Dieu, sa grossesse est due à l'intervention du Saint-Esprit. Elle s'explique alors les sensations qui la troublaient autrefois et elle en jouit sans remords.

Dans le délire systématisé de persécution les idées de grossesse sont surtout constatées chez les femmes qui avaient présenté, au cours de la période d'état, des troubles sensoriels dans la sphère génitale. L'idée de grossesse constitue une des formes du délire mégalomaniaque. Or, on sait que la plupart du temps le passage aux idées de grandeur se fait par déduction logique.

En butte à des persécutions sans nombre, la persécutée finit par s'imaginer qu'il faut qu'elle soit un bien grand personnage pour qu'on s'acharne ainsi après elle.

Elle arrive, de cette façon, à croire qu'elle est enceinte et porte en elle un homme destiné à devenir illustre, un prince du sang.

Chez les persécutés chroniques mâles, l'idée de grossesse est beaucoup plus rare. Parfois elle revêt un aspect très spécial, que nous avons crû intéressant à signaler.

On peut, en effet, rattacher dans certains cas, l'idée
de grossesse aux idées dites de défense ; les enfants
qui naissent du persécuté vont au loin prendre la
défense de ses intérêts, ils deviennent de véritables
défenseurs qui ne permettent pas aux ennemis de
calomnier impunément, mais opposent à leurs décla-
rations mensongères des affirmations plus sincères,
etc. Nous avons recueilli dans le service de M. le Docteur Vernet, une observation qui montre nettement
cette forme rare de l'idée de gestation.

OBSERVATION XXVI

B... Jean, 29 ans, entre à l'asile de Maréville le 17 avril 1873.
Il est transféré de la maison de santé de Charenton, où il a été
interné pendant dix mois. Le certificat d'entrée constate des
idées de persécution et de grandeur avec hallucinations.

Le malade raconte ainsi son histoire. Il n'a pas eu de maladie
grave dans son jeune âge ; il a fait à 4 ans une chute sur la
tête. Il a reçu une bonne instruction primaire. A 15 ans, il travaille en qualité d'employé chez son père, receveur des douanes,
et y reste jusqu'à 18 ans. Dès cette époque, il éprouve dans le
ventre des douleurs fréquentes et souffre de troubles gastro-
intestinaux qu'il attribue aux « manœuvres d'empoisonnement
des contrebandiers saisis par son père ».

Devenu secrétaire d'inspection, il démissionne « parce qu'on
lui refuse les attaques de bande comme attaquant et interve-
nant ». Il rentre dans sa famille, puis est successivement
employé à Mulhouse et à Paris ; pendant ce temps, ses persécuteurs ne lui laissent aucun repos ; on le suit dans la rue, on
forme des cordons autour de lui, on tente de l'empoisonner, on
lui fait respirer des odeurs intérieures de pétrole, on a tué son
père, on a même essayé de l'assassiner. Un soir, il a été atta-
qué par soixante-dix-sept espions d'administration qui

favorisaient les contrebandiers, il a reçu quarante-deux blessures, assommé trente-sept de ses adversaires, fait arrêter et conduire au bagne les autres. Le lendemain, les journaux le félicitaient. En avril 1867, il est interné à Sainte-Anne, y reste cinq mois, on le rend ensuite à sa famille.

En octobre 1871, il est placé pour troubles mentaux au Val-de-Grâce, puis à Charenton, d'où il est venu à Maréville. Il proteste contre son internement, se croit appelé à jouer un rôle important dans le procès Bazaine, a des renseignements de haute valeur à communiquer au sujet de cette affaire. Il est un personnage remarquable, un littérateur de talent, que l'on a exploité en le dépouillant des bénéfices recueillis, grâce à la vente de ses œuvres ; connaît un moyen secret de communiquer à distance, peut être aussi renseigné sur tout ce qui se passe. Ses parents occupent les plus hautes situations, leur richesse s'élève à plusieurs millions, etc. Toute sa famille a été victime des machinations des contrebandiers. Lui-même, en proie à leurs persécutions est défendu par des officiers qui entrent en lui par son nez, sa bouche, ses oreilles, sa verge, pour le protéger.

Ces troubles délirants variés, avec hallucinations des divers sens, en particulier de l'ouïe et de la sensibilité générale ont persisté, en même temps les facultés intellectuelles se sont affaiblies.

Nous avons vu B... Jean, en août 1903. Il est âgé de 59 ans et présente divers signes de sénilité : calvitie, canitie, athérome. L'affaiblissement intellectuel se manifeste par des soliloques incohérents, des rires non motivés, l'impossibilité de nous dire l'année, le mois, et la puérilité des idées délirantes.

Les conceptions fausses n'ont pas varié mais sont devenues enfantines ; les idées de grandeur sont plus marquées, plus absurdes aussi ; le chiffre de la fortune des parents du malade est énorme, des millions de millions, son père était général, maréchal de France, grand chancelier, etc. ; lui-même possède à la fois plusieurs des grades très élevés et nombre de hautes positions sociales, de plus les idées de grossesse sont apparues.

Ses persécuteurs lui font des enfants. Ils écartent les chairs qui recouvrent les côtes, soufflent dessus et deux enfants naissent. Ces enfants montent alors dans le corps de B .., le viennent saluer avec un doux sourire, comme leur maître, puis redescendent se loger dans les diverses parties du corps, sur la poitrine, sur les deux flancs.

Interrogé sur la constitution de ces petits êtres, B... répond : « Ils sont faits comme nous, ils parlent, ils marchent comme nous, ils parcourent dans l'air et sans ailes de grandes distances, ils sont innombrables, j'en ai perdu beaucoup. Ils sont condamnés, je les sauve tous. Au moment où je me couche, un attentat sur ma personne se fait chaque fois que j'arrive près de mon lit et de cet attentat un enfant naît, c'est l'enfant du jour. Je subis un choc sur la poitrine, sur tout le corps, un instant après j'aperçois l'enfant du jour qui est au monde. Il sort d'une partie quelconque du corps, de la bouche, du nez, des oreilles ; le sang et la chair contiennent des âmes. Ces enfants parlent, disent tous les défis, ils disent la même chose que nous ; le même jour ou le jour suivant, ils causent comme nous ; ils sont grands comme un doigt, ils sont comme nous en petit, ils ont des robes, des habits comme nous, ils sont formés, composés comme nous. Quand on est à table, quand on est bien attenté, il en naît qui sont enlevés des os, de la chair ou du sang.

Ces enfants sont des défenseurs, a chaque événement de douane et de campagne, ils vont jusqu'aux chefs, aux *éditions*. Judas les entendait, les suivait, les démentait, mais ils parlaient malgré tout, les bons protégeaient, assuraient leur bonne foi. »

Dès qu'un interrogatoire pressant ne retient pas l'attention du malade, il bavarde et mêle en un soliloque confus et incohérent ses idées de persécution et de grandeur.

RÉSUMÉ ET CONCLUSIONS

La croyance à un état de grossesse ou de parturi-tion peut devenir une idée pathologique ; elle se présente alors sous trois formes principales : l'*idée fixe*, l'*idée obsédante*, l'*idée délirante*.

1° L'*idée fixe* se développe chez des femmes atteintes de dégénérescence névropathique ou mentale, qui ont eu des relations sexuelles et désirent ou craignent la venue d'un enfant.

Chez les *dégénérées hystériques*, elle est *subconsciente et produit surtout des troubles physiques :* elle crée par auto-suggestion la symptomatologie de la grossesse nerveuse. La fausse grossesse, dans les cas les plus heureux, disparaît dès qu'un médecin vient affirmer à la malade son erreur. Mais parfois, la malade persiste dans sa croyance jusqu'au jour où elle a dépassé le terme; alors elle peut présenter des troubles mentaux, caractérisés par de la dépression mélancolique avec idées de suicide.

Chez les autres dégénérées, l'idée est consciente et par les préoccupations pénibles qu'elle fait naître détermine des troubles psychiques de ton dépressif avec idées de suicide. Cet état mental persiste souvent après la disparition complète de l'idée fixe ;

2° L'idée de grossesse peut revêtir tous les caractères de *l'obsession*, mais cette forme est très rare ;

3° L'*idée délirante* est une croyance qui repose sur des faits manifestement faux et dérive de procédés de jugement nettement irrationnels. On la rencontre chez la femme et chez l'homme. Les idées diliviantes de grossesse peuvent être plus ou moins fixes, cohérentes et systématisées ; nous avons distingué, en nous basant sur leurs différents aspects, deux variétés principales : le *délire de grossesse* où il y a une certaine systématisation, les *idées de grossesse simple* où la systématisation manque.

Le *délire de grossesse* se caractérise par sa longue durée (10 et 14 ans), sa symptomatologie, son évolution.

Toujours secondaire, il apparaît chez les malades déjà atteints par des troubles mentaux antérieurs.

L'idée de grossesse s'accompagne *d'idées de grandeur* et de *préoccupations hypocondriaques*. Les troubles sensoriels consistent en illusions et hallucinations auditives et génitales qui déterminent une sorte de délire de possession à caractères spéciaux.

Le délire de grossesse persiste d'ordinaire jusqu'au jour où la déchéance psychique devient complète ; parfois cependant il peut se terminer par un accouchement imaginaire..

Sa présence est symptomatique d'affaiblissement intellectuel ; elle indique en général la *chronicité* et *l'incurabilité*.

Il est de toute évidence que le délire de grossesse

ne constitue jamais une *maladie spéciale*, ce n'est qu'un *syndrome* qui se rencontre dans les différents états d'affaiblissement intellectuel.

Quant aux *idées de grossesse* non systématisées, on peut les trouver dans des formes mentales très diverses. Elles sont surtout fréquentes dans la paralysie générale où elles participent des caractères généraux du délire paralytique, mais ne sont nullement pathognomoniques de cette maladie.

On les trouve également dans la dégénérescence intellectuelle, particulièrement dans la débilité mentale, enfin dans les délires systématiques de persécution ou mystiques à la période mégalomaniaque.

Dans tous ces cas, les idées de grossesse ne peuvent se développer qu'à la faveur d'une déséquilibration, d'une prédisposition délirante spéciale chez les dégénérés, d'une faiblesse mentale congénitale chez les débiles, d'un affaiblissement intellectuel acquis chez les délirants chroniques et les paralytiques généraux.

L'idée délirante de grossesse est donc toujours symptomatique d'un amoindrissement intellectuel.

BIBLIOGRAPHIE

Esquirol. — Des Maladies mentales.

Baillarger. — Des Hallucinations.

Calmeil. — Traité des Maladies mentales.

Griesinger. — Traité des Maladies mentales.

Ball. — Leçons sur les maladies mentales.

Ball. — La folie érotique.

Kraft-Ebing. — Traité de Psychiatrie.

Cullerre. — Traité des Maladies mentales.

Max Simon. — Le Monde des Rêves.

Max Simon. — Les Maladies de l'Esprit.

Ch. Leuridan. — Deux cas de Délire de grossesse. *Revue de Psychiatrie*. Mai 1903.

G. Ballet. — Psychoses et Affections nerveuses.

A. Penot. — Contribution à l'étude du Délire dans la Paralysie générale *(Thèse Paris)*.

Toulouse et Marchand. — *Annales Médico-Psychologiques*. Mars-Avril 1902. — Délire de Grossesse. Communication à la Société Médico-Psychologique.

P. Thomas. — Sémiologie générale de l'Idée de Grossesse, Trouble psychopathique. — *Echo Médical de Lyon*. Mai 1902.

R. Lalanne. — Les exhibitionnistes *(Thèse Paris)*.

Dupain. — Du Délire religieux *(Thèse Paris)*.

HAMEL — Contribution à l'étude, Clinique des Hallucinations génitales et des Idées érotiques chez les persécutées (*Thèse Paris*).

CH. VALLON ET A. MARIE. — Des Psychoses religieuses à évolution progressive. — *Archives de Neurologie*. Mars 1897.

G. BALLET. — Traité de Pathologie mentale.

TABLE DES MATIÈRES

NANCY. — IMPRIMERIE L. KREIS.

www.ingramcontent.com/pod-product-compliance
Ingram Content Group UK Ltd.
Pitfield, Milton Keynes, MK11 3LW, UK
UKHW021212220726
13924UKWH00003B/1489